医师上岗必备

普通外科诊疗检查技术

主　　编　李南林　凌　瑞
副主编　赵　戈
主　　审　李开宗
编著者　（以姓氏汉语拼音为序）
　　　　崔风强　郝军生　李　信　李孟轩
　　　　孟慧敏　孟庆杰　石文龙　魏洪亮
　　　　巫　姜　杨玉庆　张明坤

科学出版社
北　京

内 容 简 介

本书是为帮助外科医师快速、准确地完成诊疗工作而编写。作者分 13 章对颈部疾病、乳房疾病、腹部损伤、腹膜炎及腹腔脓肿、腹外疝、胃及十二指肠疾病、小肠疾病、阑尾疾病、结直肠及肛管疾病、肝脏疾病、胆道疾病、胰腺疾病、周围血管疾病等普通外科常见疾病的临床特点、检查方法、诊断治疗进行了系统讲解。重点介绍了体格检查、影像学检查、实验室检查、病理检查等检查技术的选择和应用,每种疾病都附有典型病例,便于学习。

本书可供进修、实习等低年资临床医师参考使用。

图书在版编目(CIP)数据

普通外科诊疗检查技术/李南林,凌瑞主编. —北京:科学出版社,2016.7
ISBN 978-7-03-049397-2

Ⅰ.普⋯ Ⅱ.①李⋯②凌⋯ Ⅲ.外科—疾病—诊疗 Ⅳ.R6

中国版本图书馆 CIP 数据核字(2016)第 164281 号

责任编辑:张利峰 杨小玲 / 责任校对:彭 涛
责任印制:赵 博 / 封面设计:龙 岩

科 学 出 版 社 出版
北京东黄城根北街 16 号
邮政编码:100717
http://www.sciencep.com
天津市新科印刷有限公司 印刷
科学出版社发行 各地新华书店经销

*

2016 年 7 月第 一 版 开本:787×1092 1/16
2016 年 7 月第一次印刷 印张:9 1/4
字数:205 000
定价:49.00 元

前　言

　　临床医学具有很强的实践性,临床医师的诊疗技术直接影响患者的生命健康。在诊疗过程中,快速、正确的诊断尤其重要,一旦诊断明确,就可以根据诊断结果给予个体化治疗。如何在最短的时间内做出正确的诊断,解除患者的痛苦,是每一位临床医师追求的目标,而这种能力需要建立在对疾病的熟悉程度及一定的临床经验基础之上。为使医师能够在临床工作中快速查阅到相关疾病的诊疗资料,我们组织编写了这本《普通外科诊疗检查技术》。

　　本书主要突出以下特点:①实用性强。涉及病种均为普通外科常见病、多发病,便于一线医师使用。②简明扼要。发病机制、病理生理等基础性内容,均不再赘述,突出临床表现、体格检查、辅助检查等与临床诊疗密切相关的内容。③图文并茂。书中加入了大量影像学资料和图片,使读者可以结合自己的临床工作进行诊断,拓宽视野,减少误诊。

　　临床医学发展很快,新知识层出不穷。我们的思路和选取的相关资料还存在很多不足,恳请各位同道批评、指正。希望本书能够给予临床医师尤其年轻医师很好的帮助。

第四军医大学西京医院　　李南林　凌　瑞

2016 年 4 月于西安

前　言

目　录

第1章

颈 部 疾 病

第一节 颈部疾病常用检查方法

一、颈部体格检查

颈部肿块大多位置表浅,体格检查是一种不可或缺的诊断手段。颈部检查一般先视诊,后触诊。视诊用于判断肿块突起于皮肤的状况,触诊要按照一定顺序进行。

颈部的触诊顺序为:自乳突位置开始,沿胸锁乳突肌向下至胸锁关节处,检查胸锁乳突肌深面的肿物,然后沿锁骨上至两侧斜方肌,检查锁骨上区肿物,最后自胸锁乳突肌起始部与斜方肌前缘夹角处向下至锁骨,检查颈后三角区域内肿物;中线区域自颏部向下至胸骨上缘,检查中线区域肿块及甲状腺肿物。触诊时应让患者做吞咽动作,以观察肿块的活动情况。

颈部的检查手法:主要以按压为主。颈部两侧主要用中指、示指及环指检查,中线区域以两大拇指检查较为方便。检查时主要感觉肿物大小、质地、活动度及是否与周围组织粘连(表 1-1)。图 1-1、图 1-2 示颈部检查手法。

二、颈部疾病的影像学检查

颈部疾病的影像学检查包括颈部 B 超、CT、MRI 等,是颈部疾病定位、定性的主要检查手段。

1. B 超 是一种简便易行的检查方法,可作为颈部肿块的初步筛查。B 超检查不但可以探查肿物的大小、范围、边界、血流信号,还可以分辨肿瘤与周围组织的间隙。其缺点是容易受操作者经验的局限。

表 1-1 颈部各区常见肿块的病因

部位	单发肿块	多发肿块
颌下颏下区	颌下腺炎、颏下皮样囊肿	急、慢性淋巴结炎
颈前正中区	甲状舌骨囊肿、甲状腺疾病	
颈侧区	颈动脉体瘤、血管瘤、淋巴管瘤	急、慢性淋巴结炎,淋巴结结核,转移肿瘤
锁骨上窝		淋巴结结核、转移肿瘤
颈后区	纤维瘤、脂肪瘤	急、慢性淋巴结炎
腮腺区	腮腺炎、腮腺瘤或癌	

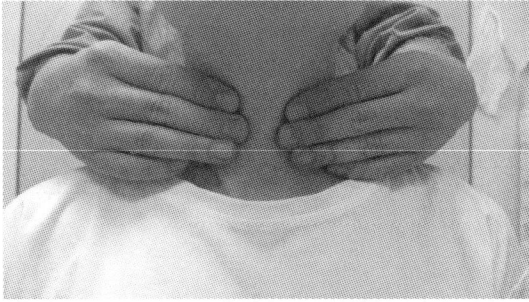

图 1-1　后面颈部检查

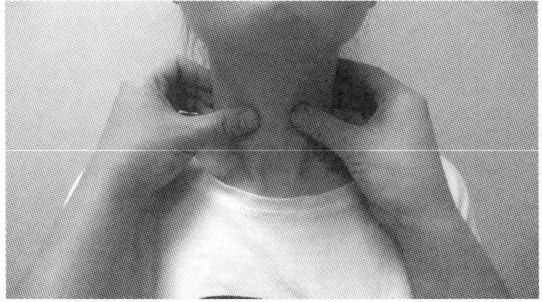

图 1-2　前面颈部检查

2. X 线片　颈部 X 线检查是基层医院常用的检查方法之一。一般拍摄部位包括：颈部正、侧位 45°双斜位。X 线片对颈部疾病的诊断也起筛查作用，术前行米瓦氏位可评估有无气管软化。缺点是该检查信息量太少，对软组织疾病显示欠清。

3. CT 扫描　颈部扫描范围为自颅底至 C_7 椎体，采用轴位或冠状位，平扫后可行增强扫描。CT 扫描可测量病灶大小、病灶内密度值及与周围组织的关系。

4. MRI　扫描范围为自颅底至 C_7 椎体，平扫后可行增强扫描，对病灶显示突出，便于恶性肿瘤与转移灶的检出，无辐射。

5. PET/CT 检查　可以轴位、矢状位、冠状位、斜位重建，观察图像，扫描信息量大。不但可显示原发肿瘤，对颈部淋巴结转移同样可以检出。可用于健康人群肿瘤筛查及对肿瘤和淋巴结进行良、恶性的鉴别。此检查缺点是有辐射，且价格过于昂贵。

第二节　甲状腺疾病

一、甲状腺良性病变

甲状腺良性病变包括单纯性甲状腺肿、结节性甲状腺肿、甲状腺腺瘤、桥本甲状腺炎等。

【临床表现】

以压迫症状为主，患者自感颈前部甲状腺缓慢增大，有颈前部胀满感。如上呼吸道受压，可有气喘、呼吸困难等症状。可能有进行性吞咽不适。当发生囊肿样变的结节内并发囊内出血时，可引起结节迅速增大。少数喉返神经或食管受压的患者可出现声音嘶哑或吞咽困难。

【体格检查】

颈前下部肿块，大多边界清晰，特殊情况如桥本甲状腺炎周围粘连时边界不清。肿块可随吞咽动作上下活动。如查体发现肿块向胸骨后延伸，可行 CT 检查确诊。

【影像学检查】

1. B 超　单纯性甲状腺肿，B 超可见甲状腺弥漫性肿大，B 超检查还有助于发现甲状腺内囊性、实质性或混合性多发结节的存在（图 1-3）。

2. X 线　颈部 X 线检查，除可发现不规则的胸骨后甲状腺肿及钙化的结节外，还能确定气管受压、移位及狭窄的有无（图 1-4）。

3. CT　CT 检查除显示原发灶以外，还能评估肿物与气管、食管及周围组织的关系，如肿物位置较低，有必要行 CT 检查明确肿物与胸骨之间的关系（图 1-5）。

4. 放射性核素显像　可发现一侧或双

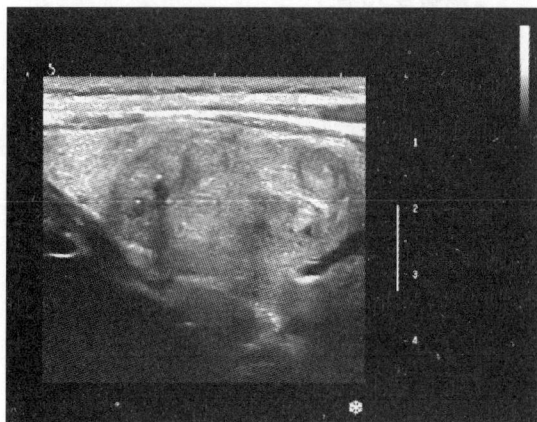

图 1-3 结节性甲状腺肿

B 超提示：甲状腺内多发实性结节，边界清楚，形态规则，部分伴环状钙化

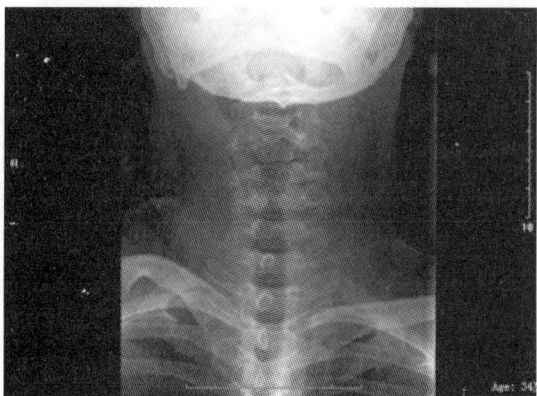

图 1-4 结节性甲状腺肿

X 线片（米瓦试验）提示：气管受压最窄处内径分别为：19.6mm、13.3mm，其管径差大于3mm，多考虑气管软化

侧甲状腺内有单发或多发性大小不等、功能状况不一的结节，并可对于病灶的良恶性做出评估参考。

【实验室检查】

测定 T_3、T_4 及 TSH，了解甲状腺功能状况，排除继发性甲状腺功能亢进症及高功能腺瘤。

【病理】当病灶性质可疑时，可经细针穿刺细胞学检查以确诊（图 1-6）。

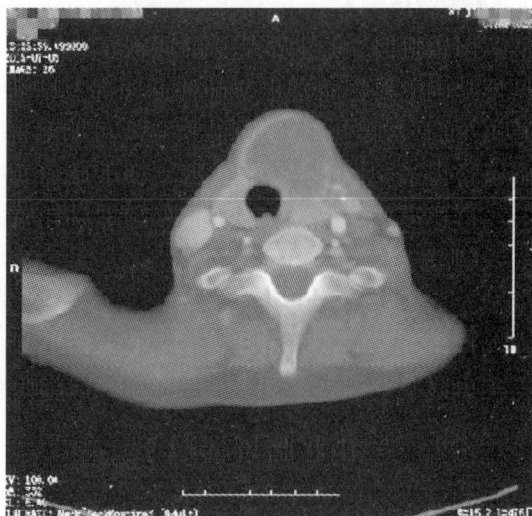

图 1-5 结节性甲状腺肿

CT 提示：甲状腺左叶见类圆形混合密度包块影，大小约 4.6mm×4.5cm，边缘密度较高，其内密度欠均匀，边界尚光整，气管受压右偏。与周围结构分界清晰，颈部淋巴结无肿大

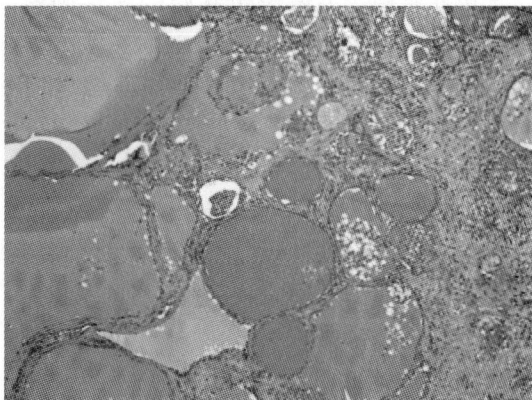

图 1-6 结节性甲状腺肿

细胞学检查提示：甲状腺滤泡大小不一，被增生的纤维间质分割成结节状，腺腔内充满胶质

【治疗】

甲状腺良性病变手术治疗应根据个体情况评估：如出现压迫症状或合并甲状腺功能亢进症，可选择手术治疗；如随访过程中疑有恶变者，也可推荐手术治疗。

【典型病例】

患者,女,60 岁,自感颈部不适 2 个月来诊。专科查体:甲状腺左叶可触及一约 4.0cm×3.2cm 肿物,质硬,表面光滑,边界清晰,无压痛,可随吞咽上下活动,甲状腺右叶未触及异常,双侧颈部未触及明显肿大淋巴结。B 超:甲状腺左叶增大,内见一个类圆形液实性肿块,约 34mm×17mm×25mm,肿块包膜完整,壁稍厚,内部回声不均匀,暗区内见浮点状弱回声。CDFI:肿块周边见环状彩流信号,内部未见彩流显示。超声提示:甲状腺左叶液实性病变,考虑甲状腺腺瘤囊性变。

治疗方案:根据检查结果,考虑患者甲状腺左叶病灶为良性,但由于患者病灶较大,且有压迫症状,具有手术指征,遂行甲状腺左叶切除术。术后病理结果:甲状腺左叶腺瘤囊性变。术后给予口服优甲乐。

二、甲 状 腺 癌

甲状腺癌指原发于甲状腺的恶性肿瘤,按肿瘤的病理类型可分为:乳头状癌、滤泡状腺癌、未分化癌、髓样癌。不同病理类型的甲状腺癌,其生物学特性、临床表现、诊断、治疗及预后均有所不同。

【临床表现】

甲状腺内发现肿块,质地硬而固定、表面不平是各型癌的共同表现。腺体在吞咽时上下移动性小。未分化癌可在短期内出现上述症状,除肿块增长明显外,还伴有侵犯周围组织的特性。晚期可产生声音嘶哑,呼吸、吞咽困难和交感神经受压引起 Horner 综合征等表现。有的患者甲状腺肿块不明显,因发现转移灶而就医时,应考虑甲状腺癌的可能。

【体格检查】

甲状腺内发现肿块,质地硬而固定、表面不平、边界不清。腺体在吞咽时上下移动性小。如发生颈部淋巴结转移时,下颌、耳后、锁骨下及胸锁乳突肌等区域可触及肿大淋巴结。

【影像学检查】

1. B 超　可探及甲状腺肿瘤的位置、边缘,肿瘤内回声是否均匀一致,有些可见沙粒样强回声点或强回声斑,以及颈部淋巴结是否肿大(图 1-7)。

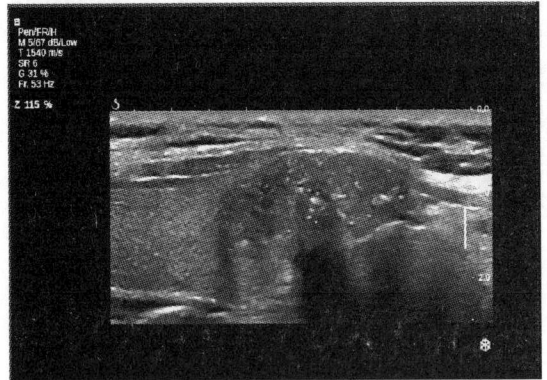

图 1-7　甲状腺癌

超声提示:甲状腺右叶下极可见一实性结节伴点簇状钙化,考虑新生物

2. CT　可见甲状腺形状不规则,边缘欠光滑,密度不均匀,出血、坏死,或沙粒样钙化影。增强扫描可见肿瘤部强化程度较轻,不及腺体组织强化明显(图 1-8)。

3. 放射性核素显像　^{131}I 或 ^{99m}Tc 均显示甲状腺肿大,放射性核素摄取明显增高。

【实验室检查】

如甲状腺腺体破坏严重,可出现 T_3、T_4 减低等,甲状腺癌可有甲状腺球蛋白(TG)升高,但缺乏特异性。但在分化型甲状腺癌手术后,甲状腺球蛋白(TG)对于评估肿瘤有无转移有重要意义。

【病理】

甲状腺占位性病变怀疑为恶性时,均应行穿刺活检或手术切除,病理诊断为确诊金标准。

【治疗】

甲状腺癌手术方案应根据个体情况制定,选择全切或一侧叶加峡部切除,常规行中央区淋巴结清扫,如影像学提示双侧颈部有可疑淋巴结,术中应探查并清扫相关区域。

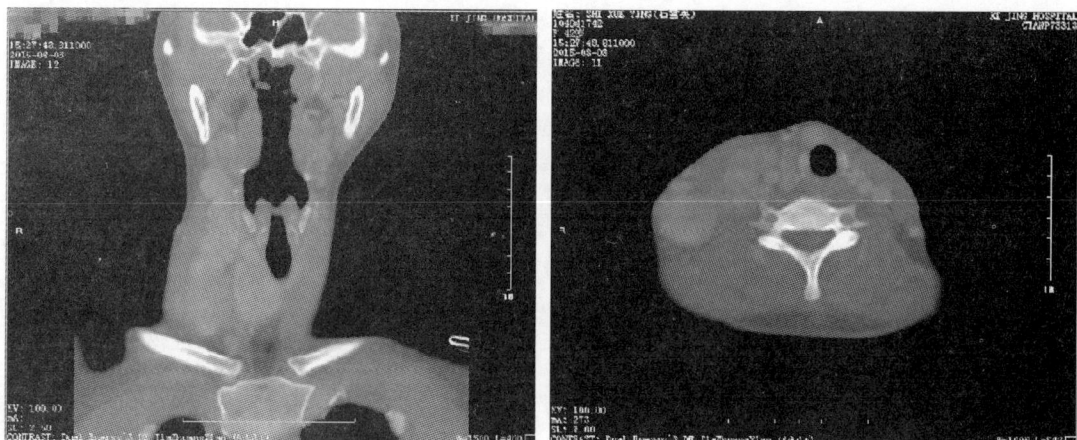

图 1-8　甲状腺癌

CT 提示:甲状腺右叶及峡部见团片状低密度影,内伴小钙化,左叶内见小点片状低密度影。气管左偏。双侧颈部见多发肿大、融合的淋巴结,右侧为著

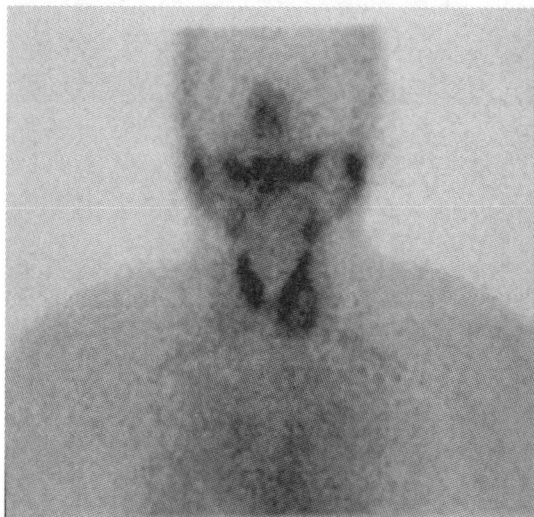

图 1-9　甲状腺癌

^{99m}Tc 显像提示:甲状腺左叶增大,放射性分布不均匀,左叶"冷结节"

【典型病例】

患者,男,54 岁,单位体检行 B 超检查发现甲状腺右叶单发结节。

来院就诊后行相关检查:①B 超提示甲状腺右叶中部单发结节,大小约 2.1cm×1.4cm,其内可见沙粒样钙化,结节内及周边血流丰富,双侧颈部未见明显肿大淋巴结。

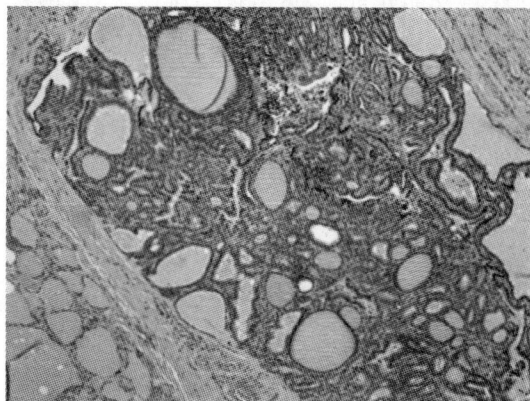

图 1-10　甲状腺乳头状癌

病理提示:甲状腺异形细胞呈乳头状突起,细胞核呈毛玻璃状改变,可见核沟及核内包涵体

②甲功提示甲状腺球蛋白(TG)明显升高。③核素显像提示甲状腺右叶"冷结节"。根据以上检查高度怀疑甲状腺右叶病灶为恶性,遂行细针穿刺活检。病理回报为甲状腺乳头状癌。

治疗方案:甲状腺全切+中央区淋巴结清扫术,术后口服优甲乐替代治疗。

第三节 甲状旁腺疾病

原发性甲状旁腺功能亢进(primary hyperparathyroidism)是一种可经手术治愈的疾病。

甲状旁腺分泌甲状旁腺素(parathyroid hormone,PTH),其主要靶器官为骨和肾,对肠道也有间接作用。PTH 的生理功能是调节体内钙的代谢并维持钙和磷的平衡,具有促进破骨细胞的作用,使骨钙(磷酸钙)溶解释放入血,致血钙和血磷浓度升高。当其血中浓度超过肾阈时,便经尿排出,导致高尿钙和高尿磷。PTH 同时能抑制肾小管对磷的回收,使尿磷增加、血磷降低。因此当发生甲状旁腺功能亢进时,可出现高血钙、高尿钙和低血磷。

原发性甲状旁腺功能亢进的病因包括腺瘤、增生及腺癌。甲状旁腺腺瘤(parathyroid adenoma)中单发腺瘤约占 80%,腺癌仅占 1%。

根据临床表现原发性甲状旁腺功能亢进可分为无症状型及症状型两类。无症状型病例可仅有骨质疏松等非特异性症状,常在普查时因血钙增高而被确诊。我国目前以症状型原发性甲状旁腺功能亢进多见。按其症状可分为三型:Ⅰ型最为多见,以骨病为主,又称骨型。患者可诉骨痛,易于发生骨折。骨膜下骨质吸收是本病特点,最常见于中指桡侧或锁骨外 1/3 处。Ⅱ型以肾结石为主,故称肾型。在尿路结石病患者中,甲状旁腺腺瘤者约为 3%。Ⅲ型为兼有上述两型的特点,表现为骨骼改变及尿路结石。其他症状可有消化性溃疡、腹痛、神经精神症状、虚弱及关节痛。

诊断主要根据临床表现,结合实验室检查、定位检查。对可疑病例可做 B 超、核素扫描或 CT 检查,主要帮助定位,也有定性价值。

【影像学检查】

1. B 超 在甲状旁腺的常见部位出现占位性改变,该检查具有无创、经济、易重复的特点,其诊断的正确性、特异性和敏感性均在 95% 左右,但还是有一定的阴性率和误诊率(图 1-11)。

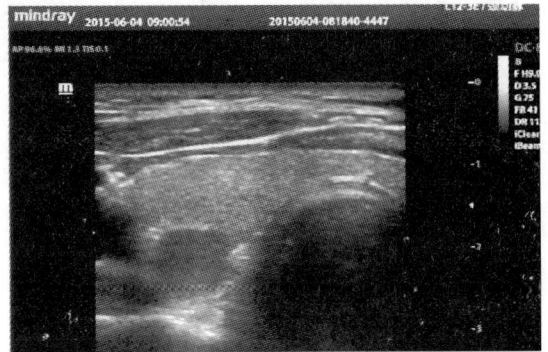

图 1-11 甲状旁腺腺瘤

B 超提示:甲状腺右叶后方异常回声区,内以低回声为主,并可见少许液性暗区

2. X 线 X 线片上所见的主要改变为骨膜下皮质吸收、脱钙、骨折和(或)畸形,少数患者尚可出现骨硬化和异位钙化(图 1-12)。

3. CT 和 MRI CT 和 MRI 检查对鉴别良恶性肿瘤和增生有一定的困难,但不影响其定位价值,尤其对于纵隔等处异位甲状旁腺病变有良好的显示。

4. 核素扫描 放射核素甲状旁腺显像有一定的优越性,^{99m}Tc 扫描手术符合率为 90% 左右,可检出直径 1cm 以上病变(图 1-13)。

【实验室检查】

血钙测定:是发现甲状旁腺功能亢进的首要指标,正常人的血钙值一般为 2.1～2.5mmol/L,甲状旁腺功能亢进>3.0mmol/L;血磷值<0.65～0.97mmol/L;血 PTH 水平是诊断本病的一个直接而且敏感的指标,其升高程度与血钙浓度、肿瘤大小及病情轻

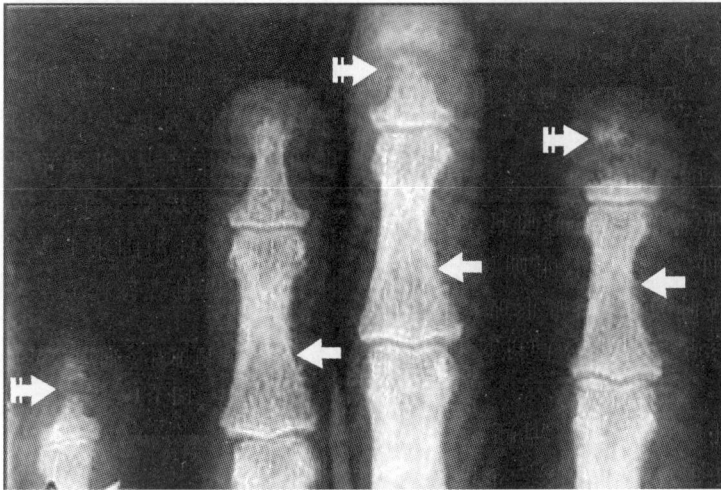

图 1-12 甲状旁腺腺瘤
X 线提示:弥漫性脱钙,指骨内侧骨膜下皮质吸收

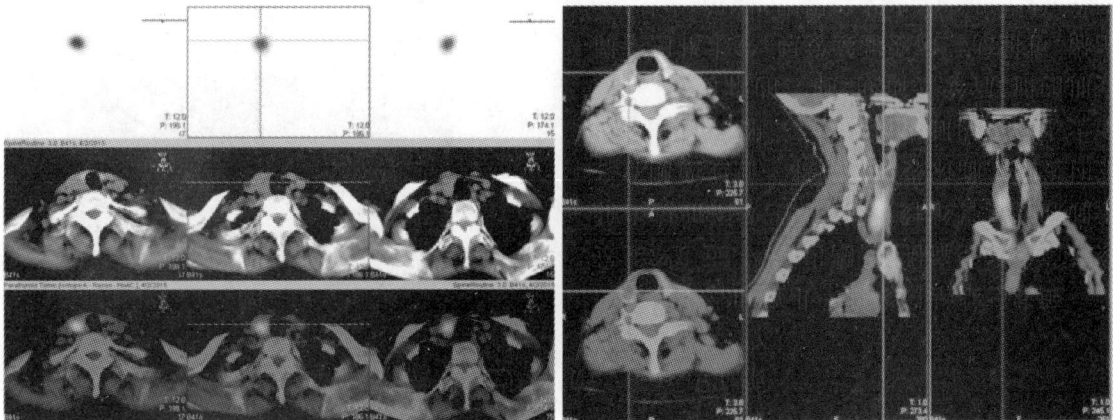

图 1-13 甲状旁腺腺瘤
核素扫描显示:甲状腺右叶下方可见一肿块,边界清晰,密度欠均匀,所见肿块放射性高度浓聚

重相平行;原发性甲状旁腺功能亢进时,尿中环腺苷酸(CAMP)排出量明显增高。

【病理】

根据病理结果判断疾病良恶性,术中冰冻切片检查有助于定性且指导手术(图 1-14)。

【治疗】

甲状旁腺病变无论良恶性均应手术切除,术中 B 超可帮助定位。甲状旁腺腺瘤手术原则是切除腺瘤,甲状旁腺癌应做整块切除,且应切除包括一定范围的周围正常组织。

【典型病例】

患者,女,30 岁,10 年前走路不慎跌倒导致右小腿骨折,3 年前于当地行 B 超检查发现双肾结石,未行特殊治疗,1 年前无明显诱因左下肢及左上肢无力,于当地医院诊断为"骨质疏松",口服中药治疗无明显效果。

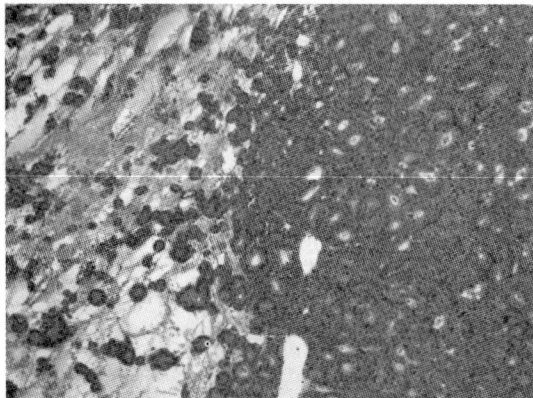

图 1-14 甲状旁腺腺瘤

病理提示：瘤细胞大小一致,胞质丰富透亮或嗜酸性,片状分布,间质血管丰富

来院后行相关检查。①血清钙、磷测定：血清钙明显升高,血清磷明显降低。②甲状旁腺素(PTH)测定：血清 PTH 明显升高。③甲状腺超声：提示甲状腺右叶后方异常回声区,大小约 3.1cm×1.6cm,可疑甲状旁腺病变,建议进一步检查。④核素扫描：甲状腺右叶下方可见一肿块,边界清晰,密度欠均匀,所见肿块放射性高度浓聚。

治疗方案：双侧颈部探查术,术中发现甲状腺右叶背侧肿物,切除后送冰冻病理。病理回报：甲状旁腺腺瘤。

第四节　颈淋巴结结核

颈淋巴结结核多见于儿童和青年人。结核杆菌大多经扁桃体、龋齿侵入,近 5% 继发于肺和支气管结核病变,并在人体抵抗力低下时发病。临床表现为颈部一侧或两侧有多个大小不等的肿大淋巴结,一般位于胸锁乳突肌的前、后缘。初期,肿大的淋巴结较硬,无痛,可推动。病变继续发展,发生淋巴结周围炎,使淋巴结与皮肤和周围组织发生粘连；各个淋巴结也可相互粘连,融合成团,形成不易推动的结节性肿块。晚期,淋巴结发生干酪样坏死、液化,形成寒性脓肿。脓肿破溃后形成经久不愈的窦道或慢性溃疡。少部分患者可有低热、盗汗、食欲缺乏、消瘦等全身症状。

诊断根据结核病接触史及局部体征,特别是已形成寒性脓肿,或已溃破形成经久不愈的窦道或溃疡时,多可做出明确诊断(图1-15)。必要时可做胸部透视明确有无肺结核。结核菌素试验能帮助诊断。

【治疗】

1. 全身治疗　适当注意营养和休息。口服异烟肼 6~12 个月；伴有全身症状或身

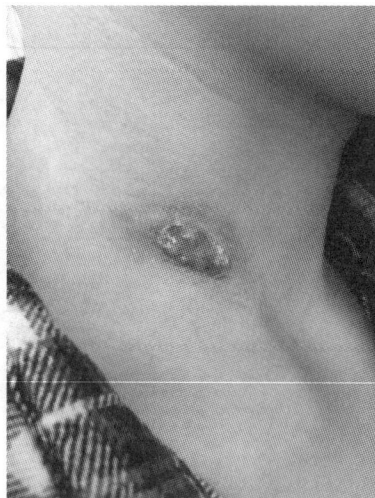

图 1-15 颈部淋巴结核

可见胸锁乳突肌前缘处形成寒性脓肿

体其他部位有结核病变者,加服乙胺丁醇、利福平或肌内注射阿米卡星。

2. 局部治疗　①少数局限的、较大的、能推动的淋巴结,可考虑手术切除,手术时注意勿损伤副神经；②寒性脓肿尚未穿破者,可行穿刺抽吸治疗,应从脓肿周围的正

常皮肤处进针,尽量抽尽脓液,然后向脓腔内注入 5% 异烟肼溶液做冲洗,并留适量于脓腔内,每周 2 次;③对溃疡或窦道,如继发感染不明显,可行刮除术,伤口不予缝合,开放引流;④寒性脓肿继发化脓性感染者,需先行切开引流,待感染控制后,必要时再行刮除术。

【典型病例】

患者,女,30 岁,发现颈部淋巴结肿大 3 个月余,质硬,不活动,无压痛,伴有低热症状。结核菌素试验呈弱阳性。

治疗方案:抗结核治疗 2 个月后,手术切除肿大淋巴结,术后继续行抗结核治疗至少 1 年。

第五节　颈动脉体瘤

颈动脉体瘤多发生于上颈部外侧,位于颈总动脉分叉处。肿瘤起源于颈动脉体的化学感受器细胞,生长缓慢,属于良性病变。临床表现为颈侧部无痛性肿块,缓慢逐渐增大。查体:肿块边界不清,质地柔软,扪及肿块同时可感觉同侧颈总动脉搏动。

【影像学检查】

1. 超声　可见颈动脉分叉水平回声不均的圆形实性肿物,边界清晰,颈内外动脉夹角增宽,肿物内血流丰富(图 1-16)。

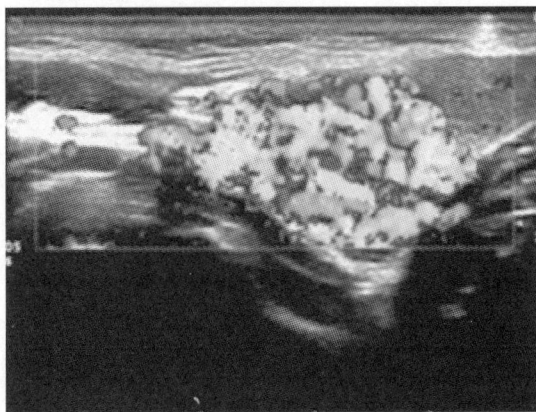

图 1-16　颈动脉体瘤

超声示:右侧颌下颈总动脉分叉平面及上方可见一暗淡回声,边界尚清晰,形态尚规则。CDFI 示:内可见丰富血流信号

2. CT　除作为补充检查手段协助诊断外,还可显示肿块范围、部位及与血管间的关系,为手术提供重要的参考依据(图 1-17)。

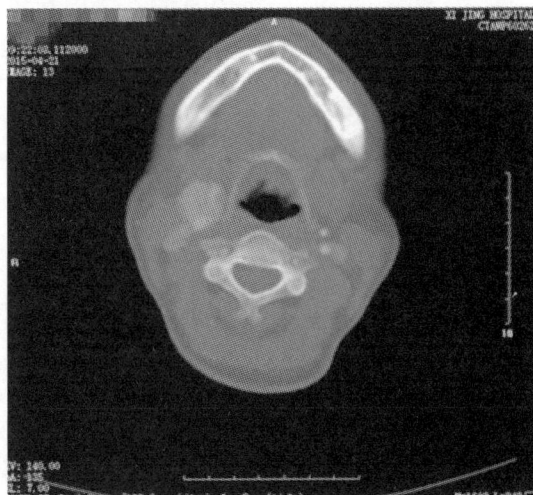

图 1-17　颈动脉体瘤

CT 示:右侧颈内、颈外动脉之间可见软组织包块影,大小约 2.8cm×2.3cm×2.0cm,血供丰富,位于右侧颈内、颈外动脉之间并使其夹角增大,供血动脉来自右侧颈外动脉分支

【治疗】

本病治疗以手术切除为主,由于瘤体血供丰富,病变部位特殊,手术风险大、出血多。术前颈动脉压迫训练有助于颅内侧支循环的建立。手术方式有肿瘤剥离术、肿瘤切除并血管重建术及肿瘤切除并血管结扎术。

【典型病例】

患者,女,52 岁,发现左颈部包块 3 个月来诊。门诊查超声示:左侧颌下颈总动脉分叉平面及上方可见一暗淡回声,边界尚清晰,形态尚规则。CDFI 示:内可见丰富血流信号。CT 示:左侧颈内、颈外动脉之间可见软组织包块影,大小约 2.5cm × 2.2cm × 2.0cm,血供丰富。

治疗方案:收住院后行左侧颈动脉体瘤切除术。

第2章

乳腺疾病

第一节 乳 腺 炎

乳腺炎依据病情长短可分为急性乳腺炎和慢性乳腺炎。

一、急性乳腺炎

急性乳腺炎是乳腺的急性化脓性炎症，多见于产后哺乳期妇女。急性乳腺炎的主要病因是乳汁淤积和细菌入侵，细菌由乳头皮肤破裂或乳晕皲裂处侵入乳导管，上行至乳腺小叶，停留在滞留的乳汁中，生长繁殖而进展为急性乳腺炎。因此，乳腺炎常见于乳头内陷、偏斜、皲裂及无哺乳经验的初产妇。

【临床表现】

急性乳腺炎多发生于产后3~4周，早期为乳汁淤积期，患者可出现高热、寒战不适，查体可发现乳房内边界不清的包块，有压痛。此期如能正确处理，炎症可消散；中期为炎症进展期，患者多表现为高热不退，乳房明显胀痛，合并局部皮肤红肿热痛等炎症表现，此期合并白细胞升高；晚期为脓肿形成期，查体可及有明显波动性的肿块，脓肿也可向内破溃进入乳导管，自乳头排出。此期需切开引流，若处理不当，可形成瘘管，长期迁延不愈。

【影像学检查】

疑诊为急性乳腺炎患者首选行双乳超声

检查，因局部合并有红肿热痛表现，暂不宜行乳腺钼靶及CT检查，怀疑合并乳腺癌者，可行乳腺MRI检查以明确诊断。

急性乳腺炎行超声检查时可见炎性肿块边界不清，内部回声增强，脓肿形成时可见不均质的无回声区，内部可有分隔，彩色多普勒超声可见炎性肿块内部或周围有丰富血流信号。MRI检查时，脓肿形成时可依据肿块内部有液体相鉴别，脓肿未形成时MRI表现与乳腺癌相似，可结合临床表现进行鉴别（图2-1）。

【实验室及病理检查】

若怀疑为乳腺炎，复查血常规白细胞增高可以明确诊断。一般不建议行病理活检，若考虑有乳腺癌可能，则行肿块穿刺活检以明确诊断。

【治疗】

1. 脓肿形成之前

（1）早期仅有乳汁淤积的产妇全身症状轻，可继续哺乳，采取积极措施促使乳汁排出通畅，减轻淤积。

（2）对乳房肿胀明显或有肿块形成者，局部热敷有利于炎症的消散，每次热敷20~30分钟，每天3次，严重者可用25%硫酸镁湿敷。

11

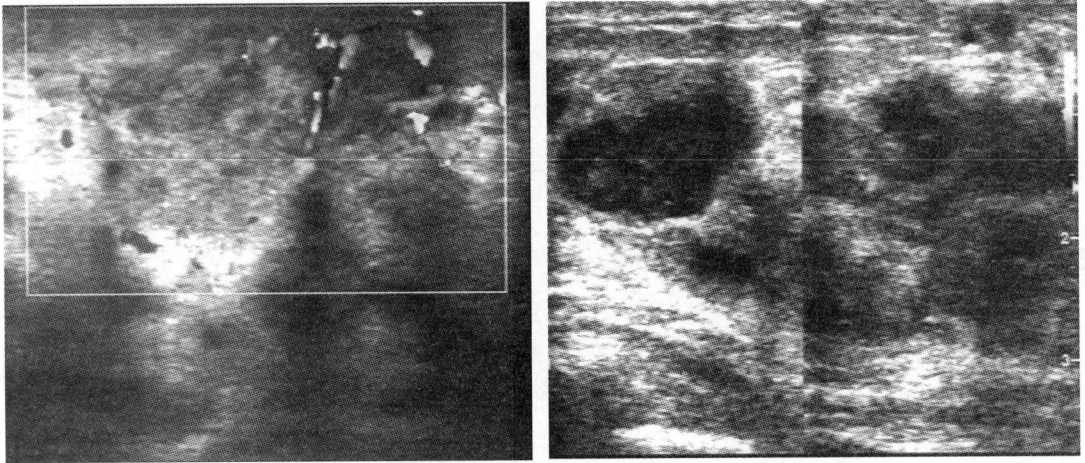

图 2-1　乳腺炎超声表现

（3）抗生素使用：选择针对金黄色葡萄球菌的敏感抗生素，根据病情或口服或肌内注射或静脉滴注。

2. 脓肿已形成　应及时切开引流，切口一般以乳头、乳晕为中心呈放射形，乳晕下浅脓肿可沿乳晕做弧形切口，脓肿位于乳房后，应在乳房下部皮肤皱襞 1～2cm 处做弧形切口。

【典型病例】

患者，女，26 岁，产后 2 周，左乳胀痛伴发热 4 天。查体：体温 38.7℃。左乳外上象限红肿，皮温高，触诊有一约 5cm×4cm 肿块，有波动感，有压痛。超声示：左乳外上象限可见不均质的无回声区，内部分隔。血常规示白细胞明显增高。

治疗方案：抗感染治疗 1 周，患者已无发热症状，左乳局部红肿消退，行脓肿切开引流。

二、慢性乳腺炎

慢性乳腺炎起病慢，病程长，不易痊愈。该病病因复杂，无统一有效的治疗方法。临床最常见的慢性乳腺炎是浆细胞性乳腺炎，浆细胞性乳腺炎是乳腺组织的无菌性炎症，多表现为双侧或单侧的乳腺炎症性肿块，部分肿块急性期表现与急性乳腺炎相似，但切开引流局部愈合后，周围组织可再次发生急性化脓性乳腺炎表现，多次手术治疗也不能奏效。部分可合并瘘管形成，长期有脓性液体自瘘管内溢出，迁延不愈，严重影响患者日常生活。炎症多累及乳头乳晕下单根或多根乳导管，切开可见导管内黄色奶油状或豆腐渣样黏稠分泌物，病理可见组织中大量浆细胞浸润。

【影像学检查】

疑诊为慢性乳腺炎患者首选行双乳超声检查，暂不宜行乳腺钼钯及 CT 检查，怀疑合并乳腺癌者，可行乳腺 MRI 检查以明确诊断。慢性乳腺炎超声检查表现与急性乳腺炎相似，可见炎性肿块边界不清，内部回声增强，脓肿形成时可见不均质的无回声区，内部可有分割，彩色多普勒超声可见炎性肿块内部或周围有丰富血流信号。MRI 检查时，脓肿形成时可依据肿块内部有液体相鉴别，脓肿未形成时 MRI 表现与乳腺癌相似，可结合临床表现进行鉴别。

【实验室及病理检查】

慢性乳腺炎不合并白细胞增高。一般不建议行病理活检，若行炎性肿块切除，术后病理除常规乳腺炎症表现外，可见大量浆细胞浸润。

【治疗】

慢性乳腺炎病程长,不易痊愈,局部可选用热敷或结合理疗,如脓肿形成,可行切开引流或穿刺抽脓。对于迁延不愈者,可选用中西医结合治疗。

第二节　乳腺增生症

乳腺增生症也称乳腺纤维囊性增生症,是乳腺实质的良性增生性疾病,常见于中年女性,其病理形态复杂多变。乳腺增生症的病因尚不明确,部分学者认为与患者体内雌孕激素比例失调导致乳腺实质增生过度和复旧不全有关,部分学者认为与患者体内雌孕激素的质和量的异常相关。

【临床表现】

乳腺增生症最突出的临床表现是双乳胀痛和肿块,患者多自述双乳胀痛,轻者基本不影响日常生活,重者疼痛难忍,甚至不能接触衣服。疼痛与月经周期相关,月经来潮前疼痛加重,月经来潮后疼痛减轻或消失,严重者整个月经周期都会疼痛;疼痛也与患者情绪相关,当患者焦虑、抑郁等负性情绪严重时,疼痛加重。体格检查多可触及双侧或一侧乳腺弥漫性增厚,部分患者也可呈局限性增厚,双乳可及多发大小不一颗粒或小结节,质地韧,边界欠清,腺体增厚区压痛、触痛更明显。

【影像学检查】

对于疑诊为乳腺增生症的患者首选双乳超声检查,超声也是乳腺健康体检的首选检查项目。若患者年龄超过 45 岁,可加做双乳钼靶检查。MRI 和 CT 不作为乳腺增生常规检查项目,若体检或超声与钼靶发现可疑恶性肿块或钙化灶,可行双乳 MRI 以明确诊断。

超声检查多可见乳腺增大,内部回声不均匀,可呈"豹纹样"回声。BI-RADS 分级多为 1 级。乳腺增生症超声多无其他阳性结果,一般无须再行其他相关检查,钼靶通常表现为乳腺内局限性或弥漫性片状、棉絮状或大小不等的结节状阴影,边界不清。双乳 MRI 在 T_1WI 上增生的导管腺体组织表现为中或低回声信号,在 T_2WI 上信号强度主要依靠与含水量的程度,增生腺体与正常腺体常无明显区别。在动态增强扫描时,增生的腺体组织有所增强,需密切结合其形态学表现与乳腺癌肿块增强相鉴别。CT 平扫上增生组织成片状或结节状多发致密影,密度略高于正常腺体,但增强无明显强化表现,不作为常规检查选择(图 2-2)。

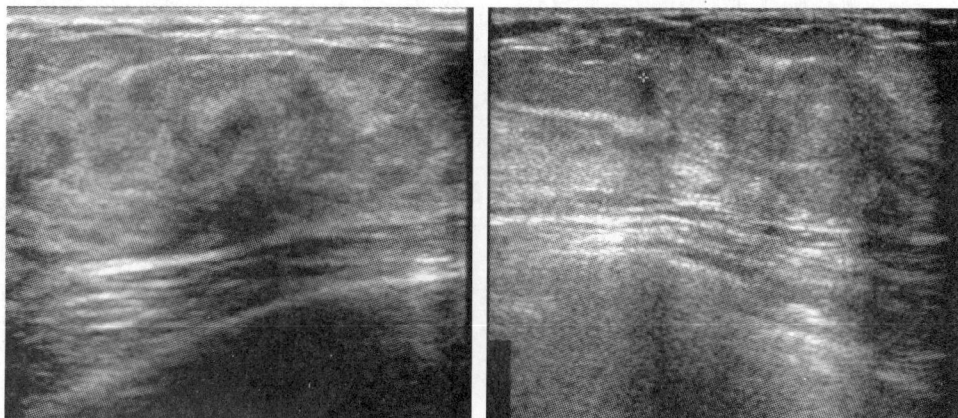

图 2-2　乳腺增生超声表现

【实验室及病理检查】

若临床各项相关检查未见明显恶性征象,单纯乳腺增生症无须病理活检,可给予相关药物对症支持治疗。若合并包块形成,可依据包块超声分级行粗针穿刺活检或切除活检以明确诊断。

【治疗】

本病可运用中西医结合的诊治手段,辨证施治对症下药。

第三节 乳 腺 癌

乳腺癌是女性最常见的恶性肿瘤之一,我国乳腺癌发病率呈逐年增高趋势,特别是经济发达地区,发病率升高尤为明显。乳腺癌的病因尚不明确,大量试验研究发现BRCA1 和 BRCA2 基因突变与乳腺癌和卵巢癌的发病密切相关,其他已经明确的乳腺癌的危险因素包括肥胖、抽烟、饮酒、高雌孕激素状态、未哺乳、提前终止妊娠、长期应用外源性雌激素治疗等。

【临床表现】

早期乳腺癌无明显阳性体征,随着肿块逐渐增大,查体可于腺体内触及无痛、单发的小肿块,肿块质硬,表面欠光滑,与周围组织分界不清,活动度差。随着乳腺癌肿块继续生长,当侵犯腺体内 Cooper 韧带时,可表现为"酒窝征"。若肿块邻近乳头乳晕或侵入相应的乳导管,可表现为乳头偏斜、回缩、凹陷、乳头溢血等。当皮下淋巴管被癌细胞堵塞,引起局部淋巴回流障碍,局部皮肤可呈"橘皮样"改变。当同侧乳腺癌细胞沿淋巴管转移至同侧腋窝淋巴结时,可引起腋窝淋巴结的肿大,肿大淋巴结触诊表现为质硬、无痛、可活动性包块,若多个淋巴结转移融合成块或与侵犯周围组织,触诊可及肿大腋窝淋巴结固定,活动性差。局部晚期乳腺癌可表现为肿块逐渐侵犯皮肤,局部破溃或溃疡形成。

炎性乳腺癌和乳头湿疹样乳腺癌临床表现与一般乳腺癌不同,炎性乳腺癌除局部肿块形成外,合并局部皮肤红肿热痛等炎症表现,预后极差;乳头湿疹样乳腺癌表现与乳头湿疹相似,常规外用药物治疗无效,病情继续进展可见乳头湿疹面积扩大或合并乳腺肿块形成,乳头湿疹样癌病理早期表现为原位癌,可进展为浸润性癌。

若乳腺癌继续进展可发生远处转移,转移至肺、骨、肝、脑时,可出现相应的症状,例如肺转移可出现胸痛、气急,骨转移可出现转移部位骨痛、病理性骨折等症状,肝转移可表现为腹痛、肝功能异常等,脑转移可出现头晕、颅内压增高等相应的症状。

【影像学检查】

体格检查可疑乳腺癌患者首选乳腺超声和钼靶,若包块较小或拟行保乳治疗,可行乳腺 MRI 检查。

1. 超声 乳腺癌肿块超声检查可见其形态不规则,边界不清,可呈蟹足样生长,无完整包膜;内部回声多不均匀,可合并小钙化灶形成。部分淋巴结转移患者超声检查,可合并同侧腋窝淋巴结肿大,淋巴结内皮、髓质分界不清。彩色多普勒超声检查可于肿块内及周边发现较丰富斑片状或线状血流信号,多为高速低阻的动脉频谱(图 2-3,图 2-4)。

2. 钼钯 乳腺癌肿块在钼钯 X 线上的表现可归纳为主要征象和次要征象两大类,主要征象包括直径小于体格检查的肿块,局限致密浸润,毛刺和沙砾样钙化;次要征象包括皮肤增厚、乳头内陷、局部血管增粗及腋窝肿大淋巴结(图 2-5)。

3. MRI 乳腺癌在 T_1WI 上表现为低信号,在 T_2WI 上信号强度取决于肿瘤内部成分构成,水的含量越高信号强度越高。增强MRI检查是乳腺癌诊断必不可少的,增强扫

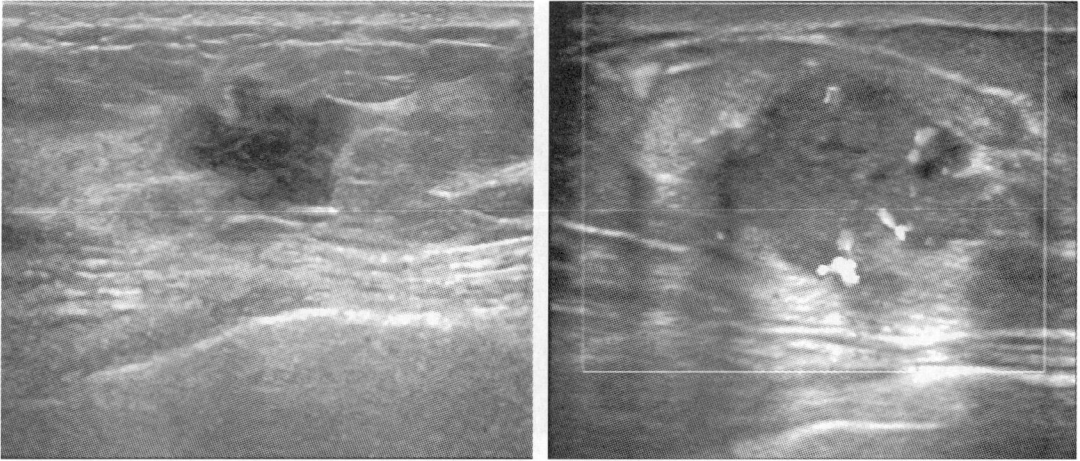

图 2-3 乳腺癌超声表现

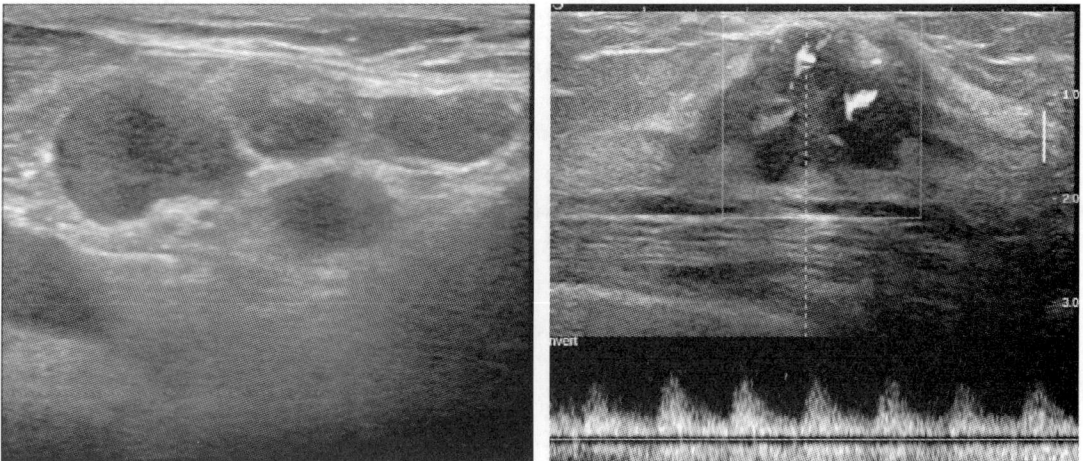

图 2-4 乳腺癌腋窝淋巴结转移超声表现,彩色多普勒超声提示高频高阻血流信号

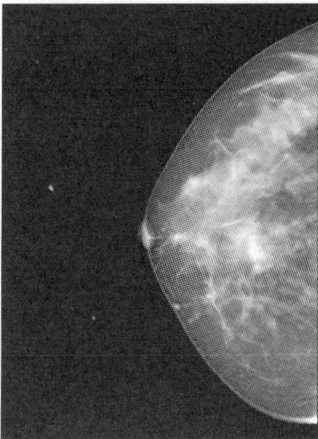

图 2-5 乳腺癌,钼靶提示占位病变内点簇状钙化

描不仅可更清晰显示肿块边界,也可通过分析增强后时间-信号强度曲线类型鉴别病变的良恶性。可因 MRI 敏感性较高,强化方式与肿块内部血管数量和分布密度相关,因此特异性有所降低,良恶性不同肿块在强化表现上有所重叠(图 2-6,图 2-7)。

4.CT 乳腺癌 CT 表现和钼钯 X 线表现基本相同,不作为常规乳腺肿块检查(图 2-8)。

BI-RADS(breast imaging reporting and data system)分级:美国放射学会推荐的"乳腺影像报告和数据系统",这样的报告更加规范化。其各个分级意义见表 2-1。

15

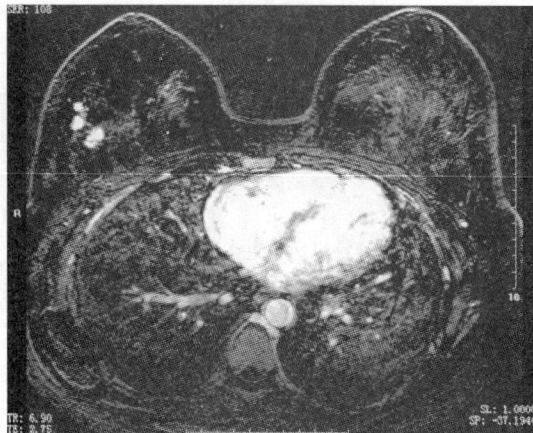

图 2-6　乳腺癌 MRI 平扫

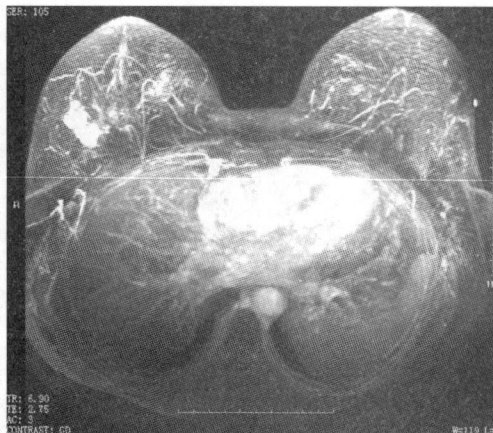

图 2-7　乳腺癌 MRI 血流成像

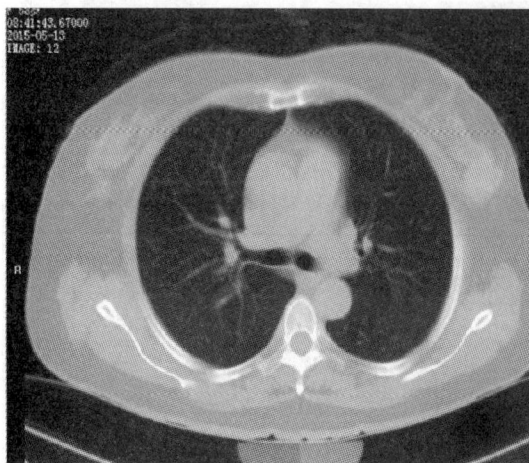

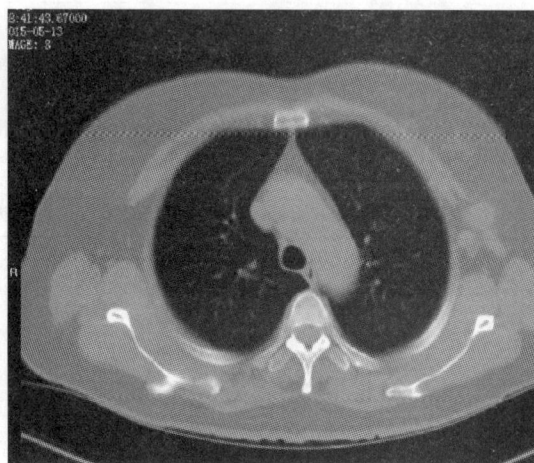

图 2-8　左侧乳腺癌 CT 表现

表 2-1　乳腺影像学检查 BI-RADS 分级

0 级	需要召回,结合其他检查后再评估。说明检查获得的信息可能不够完整	
Ⅰ 级	未见异常	
Ⅱ 级	考虑良性改变,建议定期随访(如每年 1 次)	
Ⅲ 级	良性疾病可能,但需要缩短随访周期(如 3～6 个月 1 次)。这一级恶性的比例小于 2%	
Ⅳ 级	有异常,不能完全排除恶性病变可能,需要活检明确	
	Ⅳa 级	倾向恶性可能性低
	Ⅳb 级	倾向恶性可能性中等
	Ⅳc 级	倾向恶性可能性高
Ⅴ 级	高度怀疑为恶性病变(几乎认定为恶性疾病),需要手术切除活检	
Ⅵ 级	已经由病理证实为恶性病变	

【实验室检查及病理检查】

早期乳腺癌患者试验室检查无任何异常发现,晚期乳腺癌患者可发现 CA125、CA153 等乳腺癌相关肿瘤标记物的升高。对于可疑恶性的乳房肿块,均需行病理检查以明确诊断,较小的包块可行局麻下包块切除术或粗针穿刺活检取得组织标本,若肿块较大无法完整切除则可行肿块局部切除或粗针穿刺活检取得组织标本。常规病理诊断为乳腺癌患者均需行免疫组化检查 ER、PR、Her-2 及 Ki-67,通过免疫组化检查可进一步明确乳腺癌分型以利于临床治疗选择。因细针穿刺活检仅能行定性诊断,临床应用越来越少。

【治疗】

随着对乳腺癌生物学行为认识的不断深入,以及治疗理念的转变与更新,乳腺癌的治疗进入了综合治疗时代,形成了乳腺癌局部治疗与全身治疗并重的治疗模式。根据肿瘤的分期和患者的身体状况,综合评估后选用手术、放疗、化疗、内分泌治疗、生物靶向治疗及中医药辅助治疗等多种手段。

【典型病例】

患者,女,50 岁,1 周前无意中发现左乳外上象限包块,约 3cm×4cm,质硬,边界不清,局部皮肤凹陷,左腋下可触及 1 枚肿大淋巴结。超声:左乳外上象限可见一约3.2cm×2.2cm×1.5cm 肿物,形态不规则,边界不清,无完整包膜;内部回声不均匀,可见沙粒样钙化灶形成,同侧腋窝可见多个肿大淋巴结。穿刺活检病理提示:左侧乳腺非特殊性浸润癌。行全身检查未见转移病灶。

治疗方案:左侧乳腺癌改良根治术,术后根据病理分型选用化疗、放疗及内分泌治疗。

第四节 乳腺良性肿瘤

一、乳腺纤维腺瘤

乳腺纤维腺瘤的病因与乳腺小叶内纤维细胞对雌激素的敏感性异常增高有关,也可能与纤维细胞雌激素受体的量或质的变化有关,所以乳腺纤维常见于卵巢功能亢进期的20—30 岁女性。触诊可于单侧或双侧乳房单发或多发肿块,肿块边界清,表面光滑,活动度好是其典型临床表现。乳腺纤维腺瘤多单发,多发性乳腺纤维腺瘤又称乳腺纤维腺瘤病,手术切除肿块后极易复发。

【影像学检查】

因乳腺纤维腺瘤患者常见于年轻女性,首选检查为乳腺超声检查,若超声无法明确诊断或怀疑恶性,则行乳腺钼钯、MRI检查。

1. 超声 乳腺纤维腺瘤超声多呈圆形或椭圆形,表面光滑,有包膜形成。肿块内回声均匀,后方轻度强化,如合并有钙化,钙化灶后方可出现声影,彩色多普勒超声检查可于肿块内见无或少量血流信号(图 2-9)。

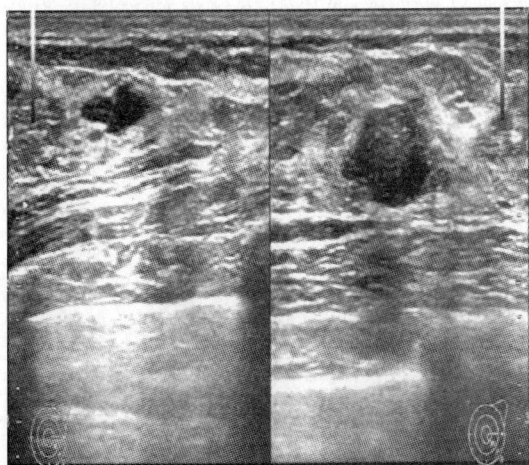

图 2-9 乳腺多发纤维腺瘤超声表现

2. 钼钯 X 线 钼钯检查中,乳腺纤维腺瘤多表现为圆形或卵圆形肿块,也可呈分叶状,边界清晰,密度与正常腺体密度接近。部分乳腺纤维腺瘤患者可合并钙化,正常组织相当,钼靶检查可呈假阴性。

3. MRI 纤维腺瘤的MRI表现与肿块内组织成分结构相关,在平扫T_1WI上多表现为低或中等信号,轮廓边界清楚,呈圆形或卵圆形,大小不一。T_1WI上的表现多为低信号,部分可因水量较多呈高信号表现。动态正确MRI检查时,乳腺纤维腺瘤多缓慢渐进强化,依据强化程度和肿块形态可与乳腺癌相鉴别。

【治疗】

本病多选用手术治疗。手术可在局麻下施行,术中显露肿瘤后,连同其包膜完整切除。切下的肿块必须常规地进行病理检查,排除恶性病变的可能。

二、导管内乳头状瘤

导管内乳头状瘤多见于经产妇,年轻女性罕见。75%以上导管内乳头状瘤发生于靠近乳头部位的主导管内,部分发生于周围导管内,多发性导管内乳头状瘤常见于周围导管内,易发生癌变。导管内乳头状瘤一般无明显自觉症状,常因乳头溢液污染内衣引起注意,大的乳头状瘤体格检查可及明显包块,质韧,边界清,可活动;小的乳头状瘤体格检查无明显肿块,按压乳头可见单孔乳头溢液,多为少量血性液体(图2-10)。

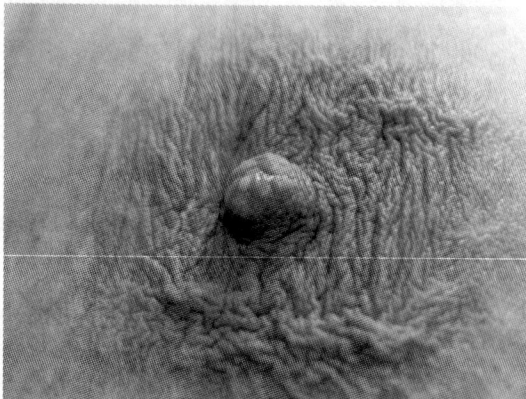

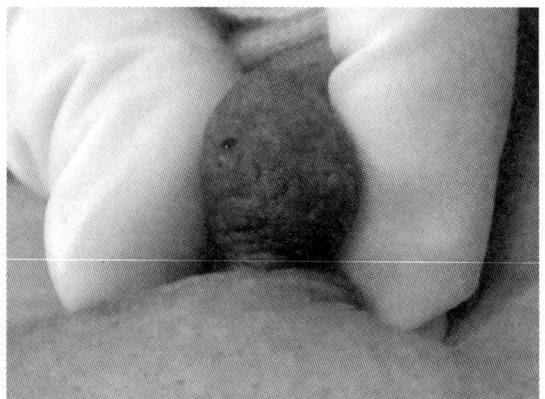

【影像学检查】

可疑导管内乳头状瘤患者首选双乳超声检查,乳腺钼靶检查对于导管内乳头状瘤准确率低,常规X片很难发现,可行选择性乳腺导管造影检查以明确诊断。若条件允许,所有可疑导管内乳头状瘤的患者均可行乳管镜检查。

乳腺超声检查可发现较大的导管内乳头状瘤及明细扩张的乳腺导管,若肿块较小,超声检查无法看到肿块。钼靶引导下乳腺导管造影是将造影剂注入溢液导管后摄片,造影显示导管突然中断,断端呈"杯口"状,管壁光滑,无外浸现象。在分支导管主要为单个导管截断现象。因此项检查敏感性和特异性均不高,临床应用并不广泛。乳管镜检查是从溢液导管开口处放入乳腺纤维内窥镜,借助显像屏幕可将导管内图像放大进行诊断。乳管镜检查可见乳头状瘤多为黄色或充血发红的实质性肿块,表面光滑呈桑葚状突向腔内,或呈息肉样隆起而周围管壁光滑,无凸凹不平现象(图2-11,图2-12)。

【实验室检查及病理检查】

若临床考虑导管内乳头状瘤,可行溢液细胞学检查:将乳头溢液涂片进行细胞学检查,如能找到瘤细胞,则可明确诊断。但阳性率较低。也可行针吸细胞学检查:对于可触及肿物的病例,采用针吸细胞学检查,可与乳腺癌进行鉴别诊断。

图2-10 乳头溢液

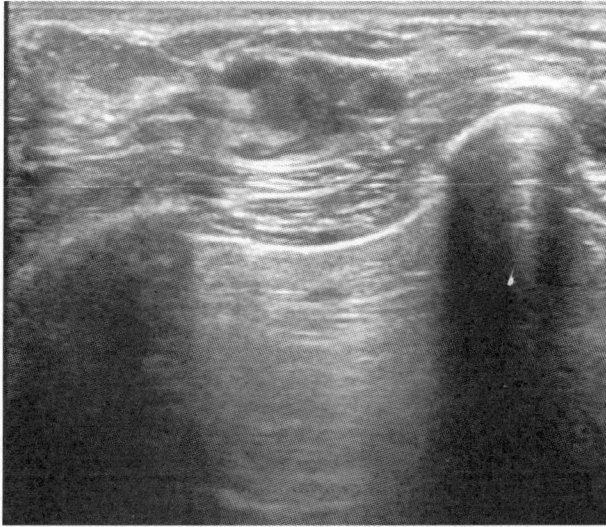

图 2-11　导管内乳头状瘤超声表现

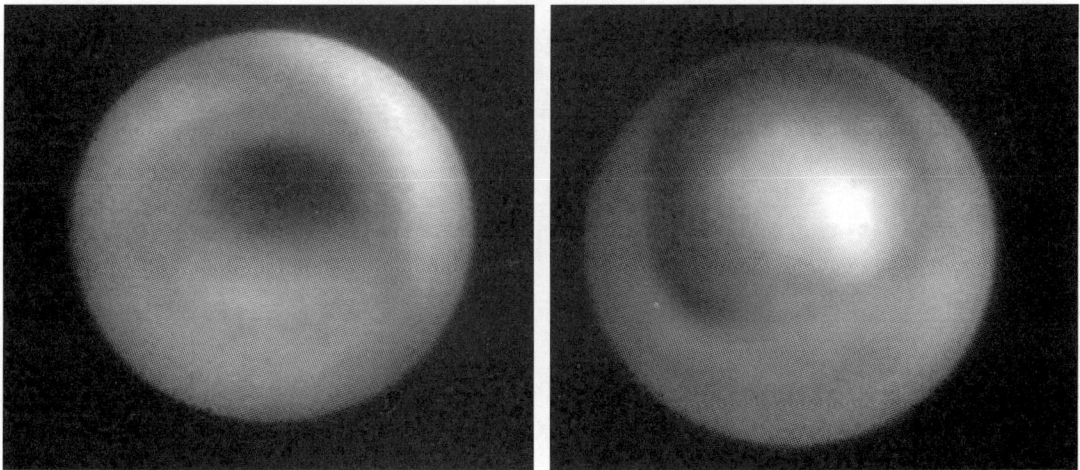

图 2-12　乳管镜下正常乳管(左)与导管内乳头状瘤(右)

【治疗】

乳腺导管内乳头状瘤最有效的治疗方法为手术切除。术后定期复查。

【经典病例】

患者,女,37 岁,右乳间断性乳头溢液 2 个月。查体:双侧乳房未触及明显包块,右乳外上方挤压后乳头溢液,为暗红色血性溢液。

超声:右乳晕区探及中等回声区 7cm×5cm×4mm,边界欠清,形状不规则。乳管镜检查提示:主乳管内可见白色占位,沿管壁生长,长约 8mm,形状规则,表面光滑。考虑诊断:右乳导管内乳头状瘤。

治疗方案:定位后行右乳区段切除术。

第3章

腹 部 损 伤

腹部损伤是一种常见的严重外科急症，占日常损伤的 $0.4\%\sim1.8\%$。腹部损伤可分为开放性和闭合性两大类；开放性损伤有腹膜破损者为穿透伤（多伴内脏损伤），无腹膜破损者为非穿透伤（偶伴内脏损伤）。其中，投射物有入口、出口者为贯通伤，有入口无出口者为盲管伤。闭合性损伤可能仅局限于腹壁，也可同时兼有内脏损伤。此外，各种穿刺、内镜、灌肠、刮宫、腹部手术等诊治措施导致的腹部损伤称医源性损伤。开放性损伤即使涉及内脏，其诊断常较明确；但如体表无伤口，要确定有无内脏损伤，有时很困难，故闭合性损伤更具有重要的临床意义。

第一节 脾 破 裂

脾是腹部内脏最容易受损的器官，脾是一个血供丰富而质脆的实性器官，尽管有下胸壁、腹壁和膈肌的保护，但外伤暴力很容易使其破裂引起内出血。按病理解剖脾破裂可分为中央型破裂（脾实质深部）、被膜下破裂（脾实质周边部分）和真性破裂（破损累及被膜）三种。前两种因被膜完整，出血量受到限制，故临床上并无明显内出血征象而不易被发现，可形成血肿而最终被吸收。但血肿（特别是被膜下血肿）在某些微弱外力的影响下，可以突然转为真性破裂，导致诊治中措手不及的局面。

【病因】

1. 外伤性脾损伤 按致伤因素不同，外伤性脾损伤可分为开放性脾损伤和闭合性脾损伤两类。

2. 自发性脾损伤 有病理脾和正常脾自发性破裂之分，以前者多见，如疟疾脾或充血性脾肿大等。上述脾脏的原有疾病可作为自发性脾损伤的内因，而轻微的外伤，甚至日常活动都可能是自发性脾损伤的诱因。

3. 医源性脾损伤 ①手术中损伤。②侵入性操作和治疗。

【临床表现】

脾破裂的临床表现以内出血及血液对腹膜引起的刺激为特征，常与出血量及出血速度密切相关。出血量大而速度快的患者会很快出现低血容量性休克，伤情十分危急；出血量小而慢者症状轻微，除左上腹轻度疼痛外无其他明显体征，不易诊断。腹痛起初在左上腹，逐渐涉及全腹，但仍以左上腹最为明显。

【体格检查】

腹部压痛、反跳痛及肌紧张。有时因血液刺激左侧膈肌而有左肩牵涉痛，深呼吸时这种牵涉痛加重，此即为 Kehr 征。

【影像学检查】

1. 超声　当脾脏损伤时可显示脾轮廓不整齐,影像中断,疑有包膜下血肿,并可见脾脏进行性肿大和双重轮廓影像,同时可显示腹腔内 100ml 以上的积液。脾包膜断裂时,可见脾脏表面欠光滑整齐,连续性中断,可探及条索状暗带,脾实质回声尚均匀,脾周及左右髂窝内可探及不等量的液性暗区。当包膜、脾实质同时断裂时,可见脾脏包膜断裂,脾实质内可探及一处或多处不规则低回声区,脾周、肝前、肝肾之间、左右髂窝可探及大量液性暗区。迟发性脾脏破裂时,需多次超声检查才能发现实质破裂(图 3-1)。

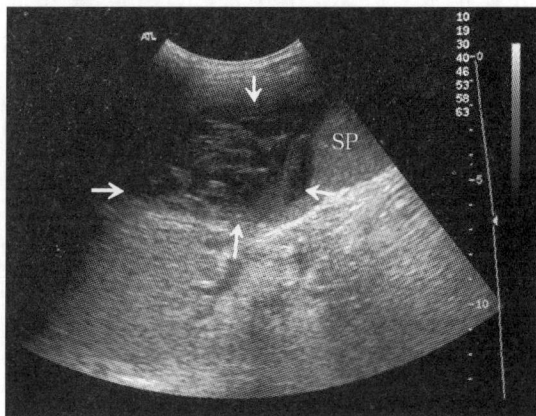

图 3-1　脾破裂,B 超提示:脾轮廓不整齐,影像中断

2. X 线　可检查脾脏轮廓、形态、大小和位置改变。伴发肋骨骨折的影像,对诊断脾外伤很有帮助。

3. CT　能清楚地显示脾脏的形态,对诊断脾脏实性裂伤或包膜下血肿的准确性很高。CT 能确定脾损伤的存在及其损伤范围,具有非常高的敏感性和特异性。脾包膜下血肿表现为局限性包膜下积血,似新月形或半月形。伴有相应实质受压变平或呈锯齿状。最初血肿的密度近似于脾的密度,超过10 天的血肿其 CT 值逐渐降低,变为低于脾实质密度。增强 CT 显示脾实质强化而血肿不变,形成明显密度差异,对平扫图上等密度

的血肿乃为重要的补充检查手段。脾实质内血肿常呈圆形或卵圆形的等密度或低密度区。单一的脾撕裂在增强的脾实质内看到线样的低密度区,多发性脾撕裂常表现为粉碎性脾,呈多发性低密度区,通常侵及脾包膜,以及伴腹腔积血,脾脏不增强的部分,提示损伤或供应脾脏段的动脉栓塞。脾撕裂伤显示为脾内带状、斑片状或不规则状低密度影,多同时伴腹腔积血征象,脾内血肿密度随时间而变化,新鲜血肿为等或略高密度,随时间的延长,血红蛋白溶解和血肿水容量增高,血肿密度逐渐降低,易于诊断。脾包膜下血肿CT 显示为相等或略高于脾密度影,与脾内等密度血肿一样。CT 平扫易于漏诊,需做增强 CT 方能确诊(图 3-2)。

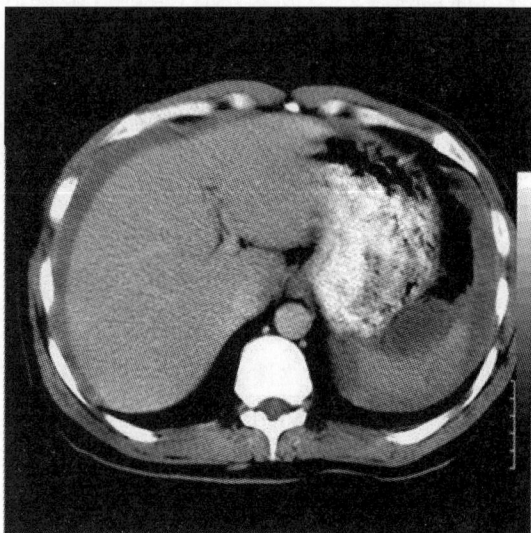

图 3-2　脾破裂,CT 提示:脾内不规则状低密度影,同时伴腹腔积血

4. 选择性腹腔动脉造影　这是一种侵入性检查,有一定的并发症。能显示脾脏受损动脉和实质的部位,如有活动性出血可进行栓塞治疗。

【实验室检查】

血常规化验红细胞和血红蛋白常有进行性下降,而白细胞则可增至 $12 \times 10^9/L$ 左右,为急性出血的反应。

【治疗】

无休克或容易纠正的一过性休克,可在严密观察血压、脉搏、腹部体征、血细胞比容及影像学变化的条件下行非手术治疗。观察中如发现病情加重或发现有其他脏器损伤,应立即中转手术。

【典型病例】

患者,男,39岁,左腰背部撞击伤后剧烈腹痛伴恶心、呕吐2小时。查体:脉搏每分钟120次,血压60/40mmHg。腹式呼吸减弱,全腹压痛、反跳痛、肌紧张明显,左肋膈角区叩击痛,肠鸣音弱。B超示:脾脏轮廓不整齐,腹腔内可见大量液性暗区。CT提示脾破裂。血常规提示:红细胞和血红蛋白明显降低。

治疗方案:急诊行剖腹探查术,术中探查发现脾蒂断裂,遂行全脾切除术。

第二节 肝 损 伤

肝破裂(liver rupture)在各种腹部损伤中占15%~20%,右肝破裂较左肝为多。肝破裂无论在致伤因素、病理类型还是临床表现方面都和脾破裂极为相似;但因肝破裂后可能有胆汁溢入腹腔,故腹痛和腹膜刺激征常较脾破裂伤者更为明显。

【病因】

肝损伤按致伤原因可分为开放性损伤和闭合性损伤。开放性损伤一般有刀刺伤、火器伤等。刀刺伤相对较轻,病死率低。火器伤是由火药做动力发射的弹射物所致的开放性损伤,在战伤中多见,肝火器伤是腹部火器伤中最常见的。开放性损伤又可分为盲管伤及贯通伤两种。腹部闭合性损伤以钝性损伤多见,主要因为撞击、挤压所致,常见于公路交通事故、建筑物塌方,偶见于跌落、体育运动伤或殴打伤。

【临床表现及体格检查】

患者一般有明确的右侧胸腹部外伤史,清醒的患者诉右上腹疼痛,有时向右肩部放射。觉口渴、恶心、呕吐。个别患者发生腹内大出血,还可以出现腹胀等表现。由于致伤原因的不同,肝外伤的临床表现也不一致。肝包膜下血肿或肝实质内小血肿,临床上主要表现为肝区钝痛,查体可见肝大或上腹部包块。若血肿与胆道相通,则表现为胆道出血,引起上消化道出血,长期反复出血可导致慢性进行性贫血。若血肿内出血持续增加,肝包膜张力过大,在外力的作用下突然破裂,发生急性失血性休克。若血肿继发感染,可出现寒战、高热、肝区疼痛等肝脓肿的征象。肝脏浅表裂伤时,出血量少、胆汁外渗不多,且在短时间内出血多能自行停止,一般仅右上腹疼痛,很少出现休克及腹膜炎。中央型肝破裂或开放性肝损伤肝组织碎裂程度广泛,经常累及较大的血管及胆管。腹腔内出血、胆汁外渗多,患者常出现急性休克症状及腹膜刺激征。表现为腹部疼痛,颜面苍白,脉搏细数,血压下降,尿量减少等。腹部压痛明显,腹肌紧张。随着出血的增加,上述症状进一步加重。肝脏严重碎裂伤或合并肝门附近大血管破裂时,可发生难以控制的大出血。

【影像学检查】

1. 超声 不仅能发现腹腔内积血,而且对肝包膜下血肿和肝内血肿的诊断也有帮助,临床上较常用。超声表现为:①肝包膜的连续性消失,断裂处回声增强;②肝包膜下或肝实质内有无回声区或低回声区;③腹腔内无回声区提示腹腔积血(图3-3)。

2. X线 如有肝包膜下血肿或肝内血肿时,可见肝脏阴影扩大和膈肌抬高。如同时发现有膈下游离气体,则提示合并空腔脏器损伤。

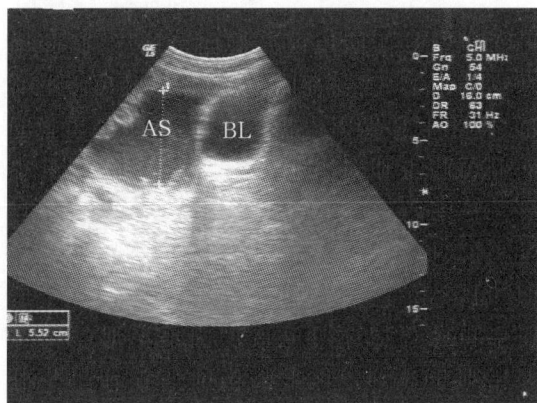

图 3-3 肝破裂,超声提示:肝包膜下及肝实质内无回声区或低回声区

3.CT 检查　可清楚地显示肝脏的形态和解剖情况,对诊断肝实质或包膜下裂伤,准确性高。CT 检查可显示:①肝包膜下血肿,血肿外形呈双凸形,相对密度变化高于肝实质,CT 值为 70～80HU 或以上,呈境界模糊的半圆形影将肝包膜与肝实质推移开,形成两者分离的现象,数天后血肿密度降低,变为与肝实质密度几乎相等,CT 值为 20～25HU;②肝内血肿,与肝包膜下血肿相同,肝内出现境界模糊圆形或卵圆形影,新鲜血肿的 CT 值高于肝实质,随后逐渐降低密度;③肝真性破裂,肝缘有不规则裂隙或缺损,有的为不规则线状或圆形低密度区,有的呈分支状低密度区,类似扩张的胆管,在低密度区内往往见到高密度的血凝块(图 3-4)。

4.肝动脉造影　肝外伤时除显示破裂处有造影剂外溢外,且有肝的外形改变。肝内血肿则表现为肝内血管分支有移位推挤,实质期血肿为充盈缺损。肝包膜下血肿显示肝实质与包膜分离,实质期出现肝缘受压变平浅或内凹。做选择性肝动脉造影不仅可以确定裂伤部位,还可以注入栓塞剂以便控制出血。

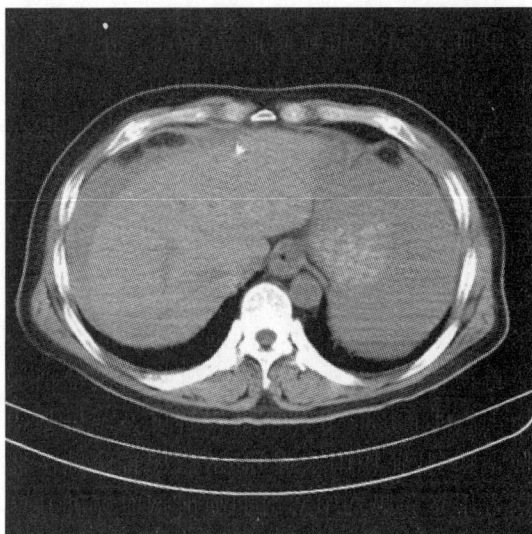

图 3-4 肝破裂,CT 提示:肝缘有不规则裂隙或缺损

【实验室检查】

轻度肝创伤早期无明显变化。由于失血迅速,血液浓缩,许多病人并不出现血色素的变化,但肝创伤病人的白细胞往往＞1.5×10^9/L。

【治疗】

处理肝破裂手术治疗的基本要求是彻底清创、确切止血、消除胆汁溢漏和建立通畅的引流。

【典型病例】

患者,男,39 岁,上腹部剑突下撞击后腹痛伴恶心、呕吐 1 小时。查体:脉搏每分钟 120 次,血压 70/50mmHg。腹胀,全腹压痛、反跳痛、肌紧张明显。血常规提示:红细胞及血红蛋白降低,白细胞明显升高。行超声及上腹部 CT 提示肝破裂。

治疗方案:急诊行剖腹探查术,术中发现肝左叶有一裂伤,深度约 2cm,遂选择肝破裂修补术。

第三节　胰腺损伤

胰腺损伤常系上腹部强力挤压暴力直接作用于脊柱所致,损伤常在胰的颈、体部。由于胰腺位置深而隐蔽,早期不易发现,甚至在手术探查时也有漏诊的可能。胰腺损伤后常并发胰液漏或胰瘘。因胰液侵蚀性强,又影响消化功能,故胰腺损伤的病死率高达20%左右。胰腺损伤后由于症状和体征往往被其他脏器的损伤所掩盖,早期诊断较为困难,许多病例需要手术探查明确诊断,术后并发症的发生率及病死率均较高。

【病因】

1. 闭合性腹部损伤　胰腺的位置相对固定,其后紧邻坚硬的脊椎体,因此,当钝性暴力直接作用于上腹部时,胰腺因受挤压易导致挫裂伤或横断伤。如车祸发生时患者在毫无防备的情况下方向盘或扶手挤压上腹部、高空坠落时上腹部撞于横杆上等。

2. 开放性腹部损伤　①切割伤;②枪弹伤;③医源性损伤。

【临床表现及体格检查】

1. 轻度胰腺损伤　大多数症状轻微。如为腹部闭合性损伤,可见局部皮肤挫伤、淤血;若为开发性损伤,可见腹部伤口及出血。有的患者并发慢性胰腺炎、胰腺纤维化等,出现长期上腹不适、低热及肩背疼痛等症状

2. 严重胰腺损伤　大多出现上腹部剧痛,恶心、呕吐、呃逆,由胰液溢入腹腔所致。部分患者外溢的胰液局限于腹膜后或小网膜囊内,出现肩背部疼痛,而腹痛并不明显。疼痛及内出血可引起休克,出现烦躁、神志不清,面色苍白、肢端湿冷、呼吸短促、脉搏增快、血压下降。体格检查发现腹胀,腹式呼吸明显减弱或消失;腹部压痛、反跳痛及肌紧张,移动性浊音阳性,肠鸣音减弱或消失。

3. 穿透性胰腺损伤　可根据伤口的部位、方向及深度推测有无胰腺损伤的可能。穿透性损伤往往合并其他脏器的损伤,胰腺的损伤可能被忽视。

4. 手术所致胰腺损伤　诊断困难,因其临床表现颇不一致。大多表现为术后早期出现持续性上腹疼痛,呕吐;发热,脉搏增快;腹部压痛,肌紧张,肠鸣音迟迟不能恢复;上腹部出现包块,伤口引流多,皮肤腐蚀糜烂。若引流液或包块穿刺液中淀粉酶水平很高,则诊断可以确定。

【影像学检查】

1. 超声　可判断腹腔内实质性器官的损伤和部位、程度、范围及创伤后腹腔内局限性感染、脓肿。能发现胰腺局限性或弥漫性增大,回声增强或减弱,血肿及假性囊肿形成,并可定位行诊断性穿刺。断裂伤可见裂伤处线状或带状低回声区,但该检查易受肠道积气的影响(图3-5)。

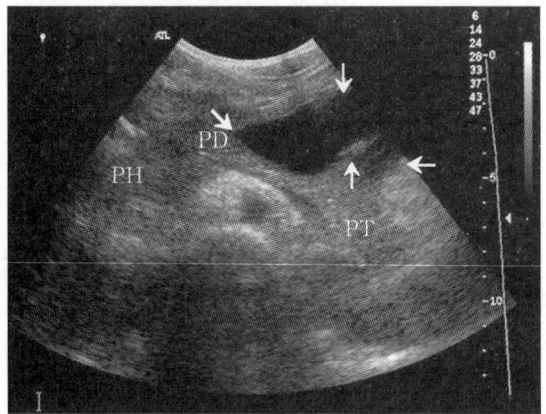

图3-5　胰腺损伤,超声提示:胰腺弥漫性增大,回声增强,假性囊肿形成

2. X线　可见上腹部大片软组织致密影,左侧腰大肌及肾影消失,腹脂线前凸或消失,为胰腺肿胀和周围出血所致;若合并胃十二指肠破裂,可见脊肋角气泡或膈下游离气体。

3. 内镜逆行胰胆管造影（ERCP）　该检查有时对急性腹部损伤导致的胰腺损伤有一定的诊断价值，可发现造影剂外溢或胰管中断，是诊断有无主胰管损伤的可靠办法。但该检查可能出现 4%～7% 的并发症，病死率为 1%，而且上消化道改建手术、食管胃十二指肠严重狭窄及病情危重者不能耐受此项检查。腹部闭合性损伤的患者度过急性期后行该检查，能够明确胰管的病理情况，对手术方案的确定有重要的价值。

4. CT　CT 对胰腺损伤的早期诊断有很高的价值，因其不受肠胀气的影响。胰腺损伤 CT 表现为胰腺弥漫性或局限性增大，胰腺边缘不清或包裹不全的非均匀性液体积聚，CT 值在 20～50U，胰腺水肿或胰周积液，左肾前筋膜增厚。在增强 CT 片上可见断裂处呈低密度的线状或带状缺损。合并十二指肠损伤者还可见肠外气体或造影剂（图3-6）。

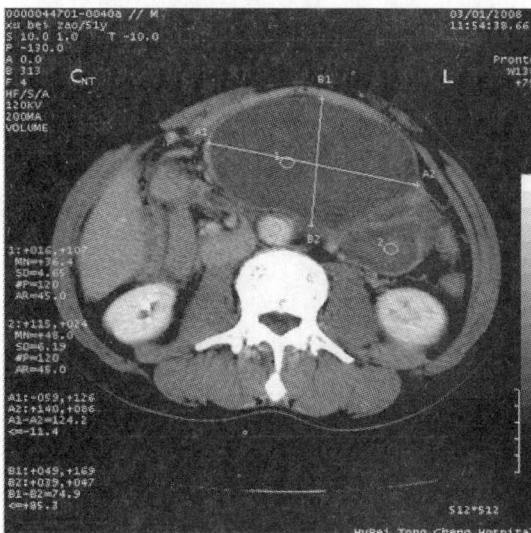

图 3-6　胰腺损伤，CT 提示：胰腺边缘不清或包裹不全的非均匀性液体积聚

5. 磁共振胰胆管造影（MRCP）　MRCP是一种最新的、无创的观察胰胆系统解剖和病理形态的技术，它可以显示胰胆管形态和组织结构的自然状态，无注射造影剂压力的影响，能够与 ERCP 互补，是胆胰系统疾病的重要诊断手段之一（图 3-7）。

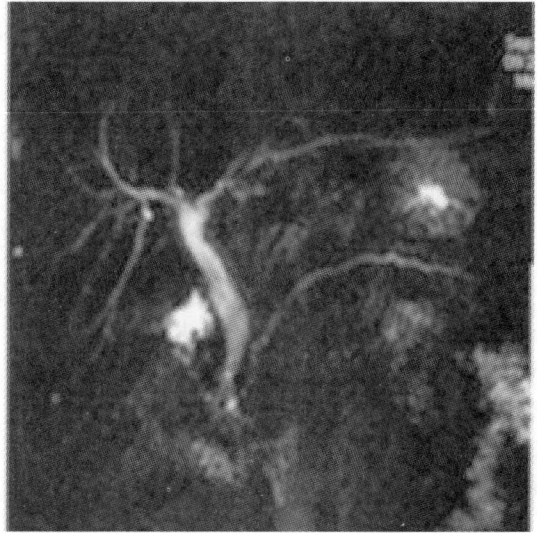

图 3-7　胰腺损伤，MRCP 提示：胰管中断，狭窄

【实验室检查】

1. 血液检查　红细胞计数减少，血红蛋白及血细胞比容下降，而白细胞计数明显增加，早期白细胞计数增加是炎症反应所致。

2. 血清淀粉酶测定　目前尚无特异的实验室检查能准确诊断胰腺损伤。胰腺闭合性损伤血清淀粉酶升高较穿透者多，但文献报道血清淀粉酶测定对诊断胰腺损伤的价值仍有争论。部分胰腺损伤的患者早期测定血清淀粉酶可不增高，目前大多认为血清淀粉酶超过 300 苏氏单位，或在伤后连续动态测定血清淀粉酶，若出现逐渐升高趋势，应作为诊断胰腺损伤的重要依据。

3. 尿淀粉酶测定　胰腺损伤后 12～24小时尿淀粉酶即逐渐上升，虽然晚于血清淀粉酶升高，但持续时间较长，因此尿淀粉酶测定有助于胰腺损伤的诊断。对疑有胰腺损伤的患者进行较长时间的观察，若尿淀粉酶＞500 苏氏单位有一定的诊断意义。

4. 腹腔穿刺液淀粉酶测定　在胰腺损伤早期或轻度损伤的患者，腹腔穿刺可为阴性。胰腺严重损伤的患者,腹腔穿刺液呈血性,淀粉酶升高,可高于血清淀粉酶值。有学者认为超过 100 苏氏单位可作为诊断标准。

5. 腹腔灌洗液淀粉酶测定 对疑有胰腺损伤的患者,腹部症状及体征不明显,全身情况稳定,若腹腔穿刺为阴性,可行腹腔灌洗后测定灌洗液中淀粉酶的浓度,对胰腺损伤的诊断有一定价值。

【治疗】

手术的目的是止血、清创、控制胰腺外分泌及处理合并伤。各类胰腺手术之后,腹内均应留置引流物,因为胰腺手术后并发胰瘘的可能性很大。

第四节 胃和十二指肠损伤

腹部闭合性损伤时胃很少受累,只在胃膨胀时偶可发生。上腹或下胸部的穿透伤则常导致胃损伤,且多伴有肝、脾、横结肠及胰等损伤。胃镜检查及吞入锐利异物也可引起穿孔,但很少见。十二指肠的大部分位于腹膜后,损伤的发病率很低,占整个腹部创伤的 3.7%~5%。十二指肠损伤的诊断和处理存在不少困难,死亡率和并发症发生率都相当高。

【病因】

1. 机械损伤 多为锐器所致穿透伤或过冷、过烫、过于粗糙的食物及暴饮暴食等。

2. 化学性损伤 如吸烟、喝酒、浓茶、咖啡及刺激胃黏膜的药品如阿司匹林、吲哚美辛(消炎痛)等。

【临床表现及体格检查】

小的胃穿孔因及时闭合而无腹膜炎。大的穿孔,尤其餐后穿孔可引起剧烈腹痛、肌强直、反跳痛,且易并发休克征象。查体肝浊音界消失,胃管引流出血性物。但单纯胃后壁破裂时症状体征不典型,诊断有时不易。

十二指肠损伤如发生在腹腔内部分,破裂后可有胰液和胆汁流入腹腔而早期引起腹膜炎。十二指肠腹腔内部分破裂或穿孔,因有胆汁、胰及十二指肠液流入腹腔,可引起与胃穿孔相似的腹膜刺激征及炎症反应。术前临床诊断虽不易明确损伤所在部位,但因症状明显,一般不致耽误手术时机。闭合伤所致的腹膜后十二指肠破裂症状多不典型,多

有右上腹或腰部持续性疼痛且进行性加重,可向右肩及右睾丸放散,右上腹及右腰部有明显的固定压痛;腹部体征相对轻微而全身情况不断恶化,有时可有血性呕吐物,血清淀粉酶升高,直肠指检有时可在骶前扪及捻发感,提示气体已达到盆腔腹膜后间隙。

【影像学检查】

X 线:消化道穿孔者可发现膈下游离气体。十二指肠向腹膜后穿孔者 X 线腹部拍片可显示肾轮廓、脊柱旁至膈内侧端有较透亮区,腰大肌阴影则模糊不清,有时可见腹膜后呈花斑状改变(积气)并逐渐扩展(图3-8)。

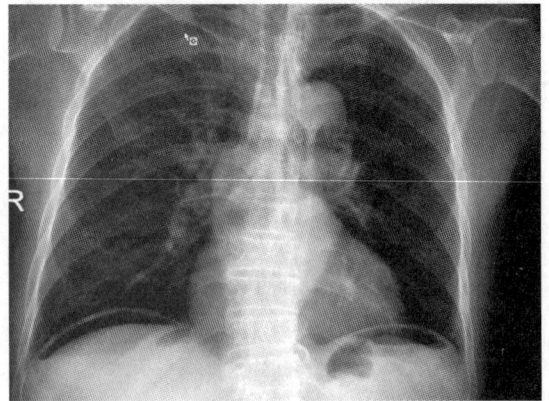

图 3-8 胃十二指肠穿孔,X 线提示:膈下游离气体

【实验室检查】

红细胞计数减少,血红蛋白及血细胞比容下降,白细胞增高,胃十二指肠的损伤,虽然血清淀粉酶可升高,但一般不超过正常值的 5 倍。

【治疗】

本病需及时进行全身抗休克治疗,全身情况好转后积极进行手术治疗,冲洗引流并修补缺损胃肠道。

第五节 小肠损伤

小肠在腹腔内占据的范围最大、分布面广、相对表浅,缺少骨骼的保护,容易受到损伤。在开放性损伤中小肠损伤率占 25%~30%,在闭合性损伤中占 15%~20%。腹部的任何损伤需要探查时,均要认真、细致、有规律地进行小肠损伤的检查。

【病因】

1. 闭合性肠损伤

(1)直接暴力致伤:腰骶椎生理前曲较其他脊椎更接近腹壁,直接暴力作用于腹壁并向腰骶椎方向传导致使小肠或系膜受到伤害。

(2)侧方暴力致伤:外力也可以沿体轴斜切的方向作用于腹部,使肠管连同系膜向一侧迅速移动,当移动的范围超过固定肠管系膜或韧带的承受能力时,就可能造成肠管自附着处的撕裂,好发部位常见于空肠起始部靠近 Treitz 韧带附近或被腹膜反折固定的回肠末端。

(3)间接暴力致伤:多发生在对抗肠管惯性运动的受力机制下,当患者由高处坠落、跌伤、骤停时肠管或系膜抗御不了这种位置突然改变所施与的压力,通过传导造成小肠断裂或撕裂。这种伤害多发生在小肠两端固定处,如附着于后腹壁的空回肠两端附近和游离度最大的空回肠交接部位。多见于含有大量食糜、处于充盈状态的小肠。

(4)自身肌肉强烈收缩致伤:用力不当造成身体突然后仰使腹部肌肉强烈收缩,腹内压力升高导致小肠或系膜撕裂,也是腹肌收缩对抗肠管正常的运动所致。

2. 开放性肠损伤 主要为锐器致伤,如弹伤、弹片或弹珠伤、锐器伤。

3. 医源性肠损伤 医疗中的小肠损伤也时有发生,常见的原因如手术分离粘连时无意间损伤肠管,腹腔穿刺时刺伤胀气或高度充盈的肠管,内镜操作的意外损伤,以及施行人工流产手术时误伤小肠发生肠穿孔或肠破裂等,有时也损伤空回肠血管形成血肿等。

【临床表现及体格检查】

肠壁挫伤或血肿一般在受伤初期可有轻度或局限性腹膜刺激症状,患者全身无明显改变,随着血肿的吸收或挫伤炎症的修复,腹部体征可以消失,但也可因病理变化加重而造成肠壁坏死、穿孔引起腹膜炎症。肠破裂、穿孔时,肠内容物外溢,腹膜受消化液的刺激,患者可表现为剧烈的腹痛,伴有恶心、呕吐。查体可见患者面色苍白、皮肤厥冷、脉搏微弱、呼吸急促、血压下降。可有全腹压痛、反跳痛、腹肌紧张、移动性浊音阳性及肠鸣音消失,随着受伤时间的推移,感染中毒症状加重。小肠破裂后只有部分患者有气腹,如无气腹表现不能否定小肠穿孔的诊断。有部分患者由于小肠损伤后裂口不大或受食物残渣、纤维蛋白素或突出的黏膜堵塞等原因可能在几小时或十几小时内无明确的腹膜炎症表现,称为症状隐匿期,应注意观察腹部体征的变化。

【影像学检查】

1. 超声 设备简单、费用低廉,可以反复在床旁进行,也可指导具体的穿刺部位行介入诊断,对小肠损伤的诊断有重要作用。B超检查显示血肿部位之肠管壁增厚及液性暗区,周围显示强光团反射伴不稳定性声影。

2. X线 立位或侧卧位进行腹部 X 线透视或摄片,出现膈下游离气体或侧腹部游离气体是诊断小肠闭合性损伤合并穿孔的最有力的依据,但阳性率仅为 30%。在进行 X 线检查时要排除腹部开放伤所致气腹和医源性气腹因素。

3. CT　CT 对早期发现腹腔游离气体的检出率可达 48%～70%。分辨率高于超声,定位准确,可重复进行,利于排除实质性脏器损伤和内出血的诊断。CT 检查可以明确血肿的位置及大小。

4. 选择性动脉造影　选择性动脉造影通过动脉、静脉和毛细血管显影对疾病进行诊断。最适合对血管损伤,尤其是活动性大出血的诊断,应用血管造影对合并有肠系膜血管破裂的小肠损伤有一定作用。

5. 腹腔穿刺　对疑为小肠破裂者可先行诊断性腹腔穿刺,腹腔穿刺术是腹部损伤和急腹症常用的辅助诊断或确诊手段之一,对小肠破裂的确诊率达 70%～90%。

6. 腹腔灌洗　在行腹腔穿刺置管后经导管注入 250～500ml 生理盐水,适当变换体位并稍停片刻后将灌入腹腔的液体部分吸出,通过观察其颜色、清浊度、气味及化验检查分析判断腹内情况。

【实验室检查】

血液检查示:白细胞计数增加、血细胞比

容上升、血容量减少。腹腔穿刺液检查:肉眼见有肠内容物,镜检白细胞超过 $5 \times 10^9/L$,即可做出诊断。腹腔灌洗液检查:镜检白细胞超过 $5 \times 10^9/L$ 时提示有肠损伤性穿孔,红细胞超过 $1 \times 10^{10}/L$ 时则提示有内出血。淀粉酶超过 128 文氏单位或大于 100 苏氏单位多提示有胰腺损伤。

【治疗】

小肠破裂的诊断一旦确定,应立即进行手术治疗。手术时要对整个小肠和系膜进行系统细致的探查,系膜血肿即使不大也应切开检查以免遗漏小的穿孔。手术方式以简单修补为主。一般采用间断横向缝合以防修补后肠腔发生狭窄。

【典型病例】

患者,男,52 岁,脐周外伤后剧烈腹痛,伴有恶心、呕吐 3 小时。查体:脉搏每分钟 140 次,血压 60/40mmHg。痛苦面容,全腹压痛、反跳痛、腹肌紧张,肠鸣音消失。血常规提示白细胞明显升高。立位腹部 X 线示:膈下游离气体。腹腔穿刺抽出浑浊淡血性液体。

治疗方案:急诊行剖腹探查术,术中发现小肠破裂,遂行肠破裂修补术。

第六节　结肠损伤

结肠损伤发病率较小肠为低,但因结肠内容物液体成分少而细菌含量多,故腹膜炎出现得较晚,但较严重。一部分结肠位于腹膜后,受伤后容易漏诊,常常导致严重的腹膜后感染。结肠损伤平时占腹部损伤的 10%～20%,战时更多,结肠损伤手术后并发症多,病死率相应也高。

【病因】

1. 穿透性损伤　最常见,平时及战时都较多见,如刀、剪及尖锐器的刺伤,爆炸及枪弹伤等所引起的腹部开放性损伤。

2. 钝器损伤　由于交通事故、地震及房

屋倒塌等引起的腹部闭合性损伤时,作用力直接对准脊柱,可致横结肠断裂伤或因结肠壁薄,张力大,挤压肠管破裂;或损伤累及结肠系膜的血管导致结肠坏死等。

3. 医源性损伤　乙状结肠镜或纤维结肠镜检查时,可因操作不当,而引起结肠穿孔破裂;或因电灼息肉引起结肠穿孔破裂,在钡剂灌肠或气钡双重加压造影使肠套叠复位时,可引起结肠破裂穿孔;也可因手术损伤肠壁及系膜造成结肠损伤。

【临床表现】

有腹部外伤的病史,一般都有腹痛史,常

伴有恶心、呕吐及血便,结肠腹膜外损伤破裂及迟发性肠坏死者,出现症状较晚,若有合并伤,可因伤情严重而掩盖局部症状。

【体格检查】

全腹部压痛、反跳痛与肌紧张,以病变部位最明显,因结肠破裂口的大小或横断时溢出物的多少,细菌的种类及就诊时间的不同,而引起腹膜刺激征的轻重也不同,移动性浊音可阳性,肠鸣音消失。

【影像学检查】

1. 超声 对结肠的损伤可提供参考,尤其对并发腹腔积液及脓肿的诊断较为准确。

2. X 线 腹部 X 线或透视发现膈下有游离气体或腹膜后有积气,且腹部肠管普遍胀气或有气液平面,以确定是否有空腔脏器损伤,根据部位以确定是否有结肠破裂损伤,腹 X 线还可发现骨折及金属异物等。

3. 腹腔诊断性穿刺 根据抽出的液体性质,如为粪便样物质多是结肠损伤。

【实验室检查】

白细胞计数增加、血红蛋白下降、血容量减少。

【治疗】

除少数裂口小、腹腔污染轻、全身情况良好的患者可以考虑一期修补或一期切除吻合(限于右半结肠)外,大部分患者先采用肠造口术或肠外置术处理,待 3～4 周后患者情况好转时,再行关闭瘘口。

第七节 直 肠 损 伤

直肠是大肠的末端,乙状结肠的延续,下连肛管,长 12～15cm。它起自第 3 骶椎平面下行至尾骨平面穿过肛提肌与肛管连接。直肠上端与结肠大小相同,下段扩大成为直肠壶腹,是粪便排出前的暂存部位。直肠上1/3前面和两侧有腹膜覆盖,中 1/3 仅在前面有腹膜,并反折成为直肠膀胱陷凹或直肠子宫陷凹,下 1/3 全部位于腹膜外,使直肠成为腹腔内外各半的肠道。

【病因】

1. 开放伤 战时较多见,尤其多见于下腹部和会阴部火器伤,且常为多处内脏伤,常合并会阴部软组织损伤与缺损。在平时主要见于刀刺伤或高处坠落臀部骑跨或跌坐于尖锐异物上,尖锐物经会阴或肛门穿入直肠致伤。也有因变态性爱或肛门置入异物恶作剧致直肠穿孔者。有时一侧下肢被强大外力牵拉极度后伸、外展,旋转时撕裂会阴并累及肛管和直肠。此种损伤的特点是会阴有较大伤口,并有尿道或阴道撕裂伤。

2. 闭合伤 多为交通事故、坠落、挤压、碰撞、碾轧等原因引起。

3. 医源性损伤 盆腔手术,会阴部手术和阴道内手术操作不慎皆可误伤直肠,清洁灌肠、钡灌肠、直肠镜或乙状结肠镜检查或治疗(如高频电灼、激光等)也可发生直肠穿孔。

【临床表现】

直肠上段在盆底腹膜反折之上,下段则在反折之下,它们损伤后的表现是不同的。如损伤在腹膜反折之上,其临床表现与结肠破裂是基本相同的。如发生在反折之下,则将引起严重的直肠周围感染,但并不表现为腹膜炎,诊断容易延误。腹膜外直肠损伤可临床表现为:①血液从肛门排出;②会阴部、骶尾部、臀部、大腿部的开放伤口有粪便溢出;③尿液中有粪便残渣;④尿液从肛门排出。

【体格检查】

直肠损伤后,直肠指检可发现直肠内有出血,有时还可摸到直肠破裂口。直肠指检时指套上常染有血迹或尿液,如损伤部位低,可扪到破口,破损区有肿胀和压痛等即可确诊。阳性率可达 80％。怀疑直肠损伤而指诊阴性者,可行直肠镜检查。对疑有直肠伤的已婚妇女进行阴道指诊,也有助于诊断,可触及直肠前壁破裂口,并明确是否合并阴道破裂。

【影像学检查】

1. X线 是诊断直肠破裂必不可少的重要手段。发现膈下游离气体提示腹膜内直肠破裂;通过骨盆相可了解骨盆骨折状况和金属异物的部位,在骨盆壁软组织见到气泡则提示腹膜外直肠破裂。

2. 直肠镜及乙状结肠镜 对指诊阴性者,进行直肠镜或乙状结肠镜检查可发现指诊未能达到或遗漏的直肠破裂,因其能直观

损伤部位、范围和严重程度,常能提供处理依据。

【实验室检查】

多有白细胞计数增加、血红蛋白及血细胞比容下降。

【治疗】

直肠上段破裂,应开腹进行修补,如属毁损性严重损伤,可切除后端端吻合,同时行乙状结肠双筒造口术,2～3个月后闭合造口。直肠下段破裂时,应充分引流直肠周围间隙以防感染扩散,并应施行乙状结肠造口术,使粪便改道直至直肠伤口愈合。

第八节 腹膜后血肿

腹膜后血肿为腹腰部损伤的常见并发症,占10%～40%,可因直接或间接暴力造成。最常见原因是骨盆及脊柱骨折,约占2/3;其次是腹膜后脏器(肾、膀胱、十二指肠和胰腺等)破裂和大血管及软组织损伤,因其常合并严重复合伤、出血性休克等,病死率可达35%～42%。

【病因】

多系高处坠落、挤压、车祸等所致腹膜后脏器(胰、肾、十二指肠)损伤、骨盆或下段脊柱骨折和腹膜后血管损伤引起的。出血后,血液可在腹膜后间隙广泛扩散形成巨大血肿,还可渗入肠系膜间。

【临床表现及体格检查】

腹膜后血肿缺乏特征性临床表现,且随出血程度,血肿范围有较大差异,腹痛为最常见症状,部分患者有腹胀和腰背痛,合并出血性休克者占1/3,血肿巨大或伴有渗入腹膜腔者可有腹肌紧张和反跳痛,肠鸣音减弱或消失。腹部大血管(腹主动脉及下腔静脉)损伤引起的腹膜后血肿,90%以上由穿透伤所致,由于迅速大量出血,多数患者死于现场,送抵医院经抢救后病死率亦达70%,进行性腹胀和休克提示本诊断,应在积极抗休克的

同时,立即剖腹控制出血。

【影像学检查】

1. 超声 急症腹部B超检查,可显示腹膜后积血、积液情况(图3-9)。

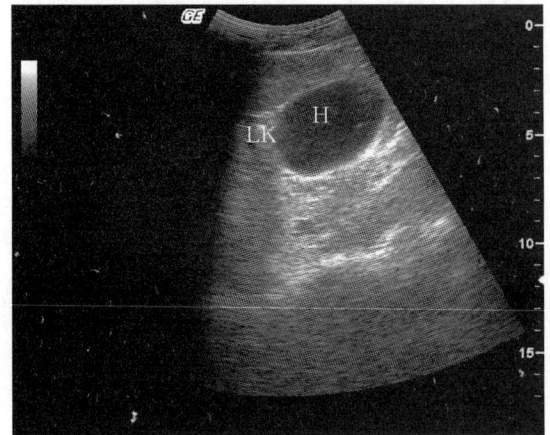

图3-9 腹膜后血肿,超声提示:腹膜后可见血肿表现

2. X线 可从脊柱或骨盆骨折、腰大肌阴影消失和肾影异常等征象,提示腹膜后血肿的可能。

3. CT及MRI 有助于腹膜后血肿的定位。

【实验室检查】

血常规化验红细胞和血红蛋白常有进行性下降,而白细胞则增高。

【治疗】

多数需行剖腹探查,剖腹探查时如见后腹膜已破损,则应探查血肿。探查时,应尽力找到并控制出血点;无法控制时,可用纱条填塞,静脉出血常可因此停止。

第4章

腹膜炎及腹腔脓肿

第一节 急性弥漫性腹膜炎

腹膜炎是脏层和壁层腹膜对细菌、化学、物理或异物损害所产生的急性炎症反应。根据病因,可分为继发性腹膜炎和原发性腹膜炎。根据累及的范围,可分为弥漫性和局限性腹膜炎两类,由于病人的抵抗力、感染的程度不同,以及治疗措施的应用,类型之间可以相互转化。

【病因】

原发性腹膜炎又称为自发性腹膜炎,腹腔内无原发性病灶。致病菌多为溶血性链球菌、肺炎双球菌或大肠杆菌。细菌进入腹腔的途径一般为:①血行播散,致病菌如肺炎双球菌和链球菌从呼吸道或泌尿系的感染灶,通过血行播散至腹膜。婴儿和儿童的原发性腹膜炎大多属于这一类。②上行性感染,来自女性生殖道的细菌,通过输卵管直接向上扩散至腹腔,如淋菌性腹膜炎。③直接扩散,如泌尿系感染时,细菌可通过腹膜层直接扩散至腹膜腔。④透壁性感染,在正常情况下,肠腔内细菌是不能通过肠壁的。但在某些情况下,如肝硬化并发腹水、肾病、猩红热或营养不良等机体抵抗力低下时,肠腔内细菌即有可能通过肠壁进入腹膜腔,引起腹膜炎。

继发性腹膜炎的病因有:①腹内脏器穿孔,以急性阑尾炎穿孔最为常见,其次是胃十二指肠溃疡穿孔,其他还有胃癌、结肠癌穿孔、胆囊穿孔、炎症性肠病和伤寒溃疡穿孔等。②肠道和腹内脏器炎症,如阑尾炎、憩室炎、坏死性肠炎、Chron病、胆囊炎、胰腺炎和女性生殖器官的化脓性炎症等。③腹部钝性或穿透性损伤致腹内脏器破裂或穿孔。④手术后腹腔污染或吻合瘘。⑤机械性绞窄性肠梗阻和血运性肠梗阻,如肠扭转、肠套叠、闭襻性肠梗阻肠坏死、肠系膜血管栓塞或血栓形成等。⑥医源性损伤,如结肠镜检查时结肠穿孔,肝活检或经皮肝穿刺胆管造影的胆汁瘘,腹腔穿刺后小肠损伤等。

【临床表现】

1. 腹痛是最主要的临床表现。疼痛的程度与发病的原因、炎症的轻重、年龄、身体素质等有关。疼痛一般都很剧烈,难以忍受,呈持续性。深呼吸、咳嗽、转动身体时疼痛加剧。患者多不愿改变体位。疼痛先从原发病变部位开始,随炎症扩散而延及全腹。

2. 恶心、呕吐,腹膜受到刺激,可引起反射性恶心、呕吐,吐出物多是胃内容物。发生麻痹性肠梗阻时可吐出黄绿色胆汁,甚至棕褐色粪水样内容物。

3. 体温、脉搏其变化与炎症的轻重有

关。开始时正常,以后体温逐渐升高、脉搏逐渐加快。原有病变如为炎症性,如阑尾炎,发生腹膜炎之前则体温已升高,发生腹膜炎后更加增高。年老体弱的患者体温可不升高。脉搏多加快,如脉搏快体温反而下降,这是病情恶化的征象之一。

4.感染中毒症状患者可出现高热、脉速、呼吸浅快、大汗、口干。病情进一步发展,可出现面色苍白、虚弱、眼窝凹陷、皮肤干燥、四肢发凉、呼吸急促、口唇发绀、舌干苔厚、脉细微弱、体温骤升或下降、血压下降、神志恍惚或不清,表示已有重度缺水、代谢性酸中毒及休克。

5.腹胀,腹式呼吸减弱或消失。

【体格检查】

腹部压痛、腹肌紧张和反跳痛是腹膜炎的标志性体征,尤以原发病灶所在部位最为明显。腹肌紧张的程度因病因和患者的全身状况不同而不同。腹胀加重是病情恶化的一项重要标志。胃肠或胆囊穿孔可引起强烈的腹肌紧张,甚至呈"木板样"强直。幼儿、老人或极度衰弱的患者腹肌紧张不明显,易被忽视。腹部叩诊因胃肠胀气而呈鼓音。胃十二指肠穿孔时,肝浊音界缩小或消失。腹腔内积液较多时可叩出移动性浊音。听诊时肠鸣音减弱,肠麻痹时肠鸣音可能完全消失。直肠指检:直肠前窝饱满及触痛,这表示盆腔已有感染或形成盆腔脓肿。

【影像学检查】

1.超声　对于腹腔积液及了解原发病因有价值(图4-1)。

2.X线　腹部平片可见大小肠扩张伴肠壁水肿,邻近的充气小肠襻间距离增大;腹膜下水肿导致腹膜脂肪线及腰大肌影模糊。立、卧位平片观察到膈下游离气体有助于判断消化道穿孔,但一般10ml以上的气体量才能被显示。

3.CT　对于了解原发病因及定位有价值,对腹腔内实质性脏器病变的诊断帮助较

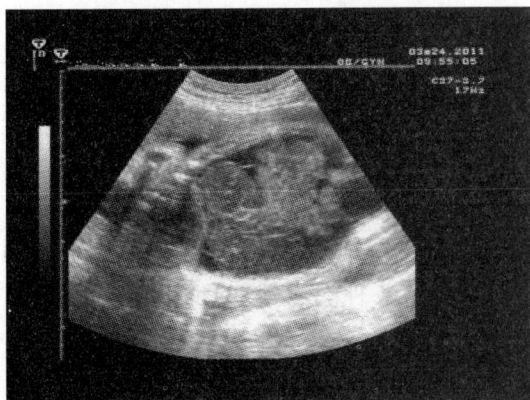

图 4-1　弥漫性腹膜炎,超声提示:腹腔积液

大,对评估腹腔内液体量也有一定意义。

4.腹腔穿刺　根据叩诊或B超检查进行定位,一般在两侧下腹部髂前上棘内下方进行诊断性腹腔穿刺抽液,根据抽出液的性质来判断病因。抽出液可为透明、浑浊、脓性、血性、含食物残渣或粪便等几种情况。结核性腹膜炎为草绿色透明腹水。胃十二指肠急性穿孔时抽出液呈黄色、浑浊、含胆汁、无臭味。饱食后穿孔时抽出液可含食物残渣。急性重症胰腺炎时抽出液为血性、胰淀粉酶含量高。急性阑尾炎穿孔时抽出液为稀薄脓性略有臭味。绞窄性肠梗阻时抽出液为血性、臭味重。如抽出液为不凝血,应考虑有腹腔内出血;如抽出物为全血且放置后凝固,需排除是否刺入血管。抽出液还可做涂片镜检及细菌培养。

5.实验室检查　原发性腹膜炎白细胞计数常＞10 000,中性粒细胞计数可达90%以上,腹腔穿刺液涂片经革兰染色,可找到阳性球菌。继发性腹膜炎白细胞计数常增高,平均在12 000～18 000,中性粒细胞比例可高达85%～95%,涂片常见中毒性颗粒,尿比重常因尿液浓缩而增加,有时醋酮呈阳性,并可出现蛋白及管型。

第二节　膈下脓肿

腹腔内脓肿是指腹腔内某一间隙或部位因组织坏死液化,被肠曲、内脏、腹壁、网膜或肠系膜等包裹,形成局限性脓液积聚。包括膈下脓肿、盆腔脓肿和肠间脓肿。引起继发性腹膜炎的各种疾病、腹部手术和外伤后均可引起本病。

【病因】

膈下脓肿常继发于腹内脏器穿孔和炎症,如急性阑尾炎穿孔、胃十二指肠溃疡穿孔、肝脓肿穿破常引起右膈下脓肿,而胃、脾切除后并发感染,出血性坏死性胰腺炎常引起左膈下脓肿,病源菌多数来自胃肠道,常为大肠杆菌、链球菌、克雷伯杆菌和厌氧菌的混合感染,由胸腔化脓性疾病扩散至膈下者,则以葡萄球菌、链球菌、肺炎球菌感染为主。

【症状】

发热是最常见的表现,初为弛张热,脓肿形成以后呈持续高热,也可为中等程度的持续发热。可有乏力、腹胀、恶心、呕吐、厌食及心动过速表现。腹痛一般不明显,而患者常有胸部症状,可有持续的钝痛,深呼吸时加重。疼痛常位于近中线的肋缘下或剑突下。脓肿刺激膈肌可引起呃逆。膈下感染可引起胸膜、肺的反应,出现胸水或盘状肺不张,引发患者咳嗽、胸痛。

【体格检查】

可见局部腹壁或肋间皮肤水肿、上腹部深压痛、季肋部或背部叩击痛。右膈下脓肿可使肝浊音界扩大。患侧胸部下方呼吸音减弱或消失。

【影像学检查】

1. 超声　超声检查是诊断腹腔内脓肿最常用的方法,其诊断膈下脓肿的正确率达85%～95%(图4-2)。

2. X线　X线片显示胸膜反应、胸腔积液、肺下叶部分不张等,膈下可见占位阴影。左

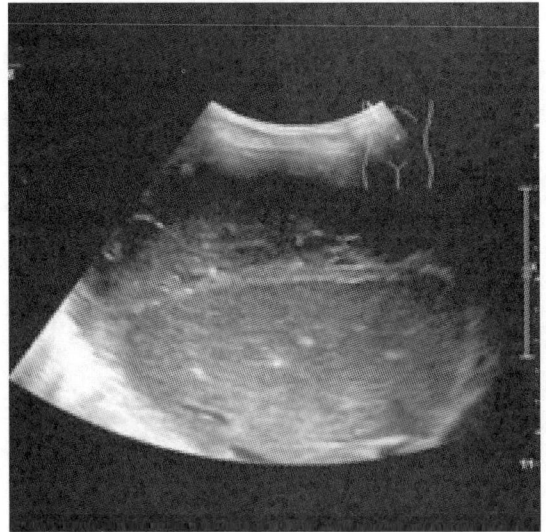

图 4-2　膈下脓肿,超声提示:膈下可见脓液集聚

膈下脓肿,胃底可受压移位。10%～25%的患者脓肿腔内含有气体,可有气液平面(图4-3)。

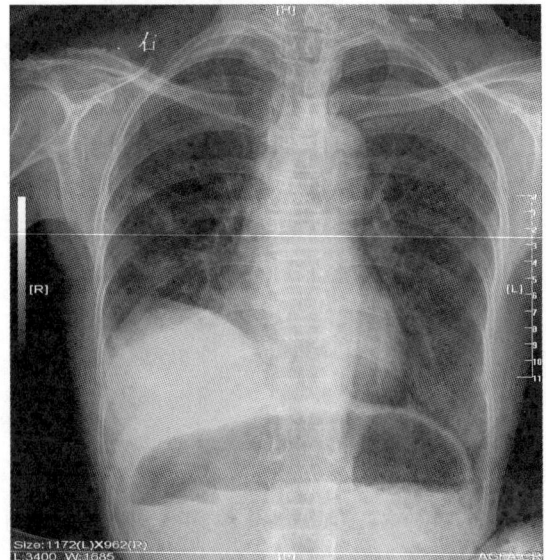

图 4-3　膈下脓肿,X线提示:膈下可见占位阴影

3. CT　能确定脓肿的部位、大小及其与周围脏器的关系,诊断腹腔脓肿的正确率达

90%,特别适用于肥胖、肠胀气和腹腔放置引流管等不适于超声检查者(图 4-4)。

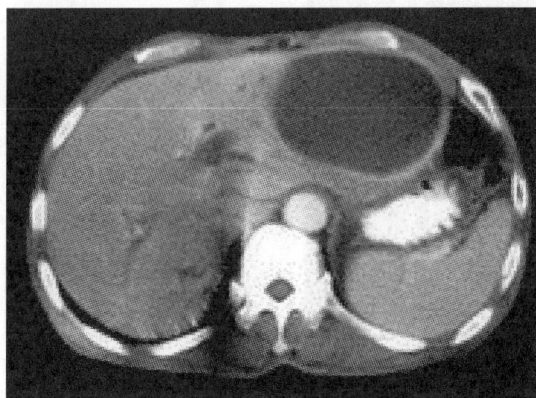

图 4-4　膈下脓肿,CT 提示:膈下可见低密度阴影

【实验室检查】

常见外周血白细胞增多伴核左移,但也可正常;血清胆红素或肝酶水平可增高。

【典型病例】

患者,男,50 岁,临床诊断十二指肠溃疡穿孔,急诊行穿孔修补术后 6 天。患者出现持续发热伴寒战,偶有呃逆及右上腹痛。查体:体温 39℃。右下肺呼吸音弱,右背部叩击痛。立位腹平片提示:右膈膨隆,可见气液平,肋膈角少量积液。血常规提示白细胞明显增多。诊断:右膈下脓肿。

治疗方案:支持疗法及抗感染治疗,脓肿形成且全身感染控制后,行置管引流术。

第三节　盆腔脓肿

盆腔处于腹腔的最低位,腹腔内的炎性渗出物或脓液易积聚于此而形成脓肿。盆腔腹膜面积小,吸收毒素能力较低。盆腔脓肿时全身中毒症状亦较轻。

【病因】

腹腔内炎性渗出物或脓液易积聚在盆腔而形成脓肿,最常见的原因是阑尾炎穿孔、女性生殖道感染所致的盆腔腹膜炎。

【症状】

体温升高、典型的直肠或膀胱刺激征,包括:里急后重、大便频而量少、黏液便、尿频、排尿困难等。

【体格检查】

腹部检查多无阳性发现。直肠指检可发现肛管括约肌松弛,在直肠前壁可触及向直肠腔内膨起、有触痛、有时有波动感的肿物。已婚女性患者可进行阴道检查,以协助诊断。

【影像学检查】

1. 超声　下腹部超声及经阴道或直肠超声可确定脓肿的大小和部位(图 4-5)。

2. CT　可确定脓肿的部位及范围(图 4-6)。

【实验室检查】

常见外周血白细胞增多。

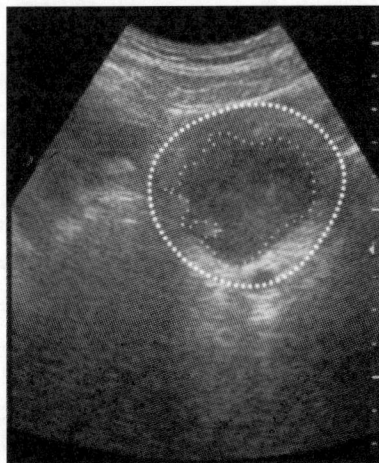

图 4-5　盆腔脓肿,超声提示:
盆腔可见低回声影

【典型病例】

患者,女,18 岁,急性化脓性阑尾炎行阑尾切除术,术后 4 天持续性发热伴寒战,大便次数增多,呈黏液样便,伴里急后重。查体:体温 38℃,腹胀,下腹轻度压痛,无跳痛,无肌紧张。血常规提示白细胞明显增多。超声及 CT 提示:盆腔脓肿。

治疗选用支持治疗及抗感染治疗。

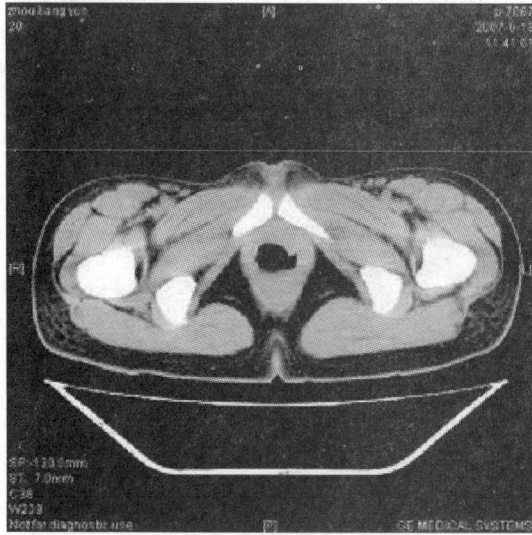

图 4-6　盆腔脓肿,CT 提示:盆腔可见低密度影

第四节　肠间脓肿

肠间脓肿是指脓液被包围在肠管、肠系膜与网膜之间的脓肿。脓肿可能是单发的,也可能是多个大小不等的脓肿。

【症状】

表现为低热,腹部隐痛,较大的脓肿可扪及痛性包块,并可伴有全身中毒症状,因炎症所致的肠粘连,有时可出现腹痛、腹胀等不完全性肠梗阻症状。

【体格检查】

腹部压痛,可伴反跳痛,肌紧张,较大的脓肿可扪及痛性包块。

【影像学检查】

1. 超声　可确定脓肿的部位及范围,也可行超声引导下经皮穿刺置管引流术(图 4-7)。

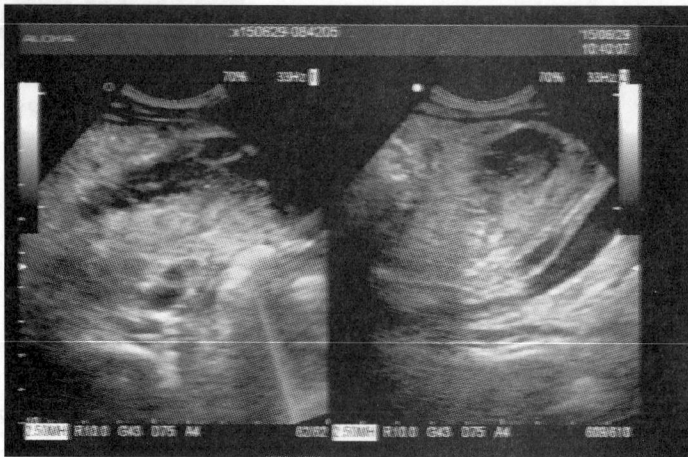

图 4-7　肠间脓肿,超声提示:肠壁间可见低回声影

2. X 线　腹部 X 线片可发现肠壁间距增宽及局部肠间积气。

3. CT　可确定脓肿的部位及范围。

【实验室检查】

常见外周血白细胞增多。

第五节　腹腔间隔室综合征

腹腔间隔室综合征是指腹内压进行性急剧升高引起的器官衰竭或器官功能不全,亦称急性腹腔高压综合征或腹腔高压综合征和腹腔皮下综合征。

【病因】

外科临床上急性腹内压升高常见于急性腹膜炎、急性胰腺炎、急性肠梗阻等重症腹腔内感染伴感染性休克,重症腹部外伤、腹主动脉瘤破裂、腹腔内急性出血或腹膜后血肿、腹腔填塞止血术后失血性休克或肝背侧大出血腹腔填塞止血术,经足量液体复苏后急性进行性内脏水肿,气腹下腹腔镜手术、充气抗休克应用、肝移植术后、复杂的腹部血管手术和术后正压机械通气等。

【症状】

1. 腹膨胀和腹壁紧张　是腹腔内容量增加导致腹腔高压的最直接表现。

2. 吸气压峰值增加>8.34kPa(85cmH$_2$O)是横膈上抬、胸腔压力升高、肺顺应性下降的结果。

3. 少尿　由于肾血流灌注不足,醛固酮和 ADH 增高引起。

4. 难治性低氧血症和高碳酸血症　因机械通气不能提供足够肺泡通气量,而致动脉血氧分压降低,CO$_2$潴留。

【体格检查】

腹部明显膨隆,腹部压痛、反跳痛、肌紧张。

【影像学检查】

超声及 CT:有利于了解原发病病因及部位。

【特殊检查】

腹内压力测定。①直接测压法:直接取腹腔内导管连接至压力转换器测量腹压,临床亦可用金属套管或粗针直接插入腹腔与水柱管连接进行测压。腹腔镜手术中,所用电子充气器附有测压装置,可进行连续测压。上述方法均为侵入性操作,在腹内压升高腹膨胀时易损伤肠管,故临床少用。②间接测压法:动物实验表明,下腔静脉压力高低与腹内压直接相关,故可经股静脉插管测定下腔静脉压力来间接反映腹内压,但目前尚无临床应用报道。临床上间接方法以经尿道膀胱内气囊导管测压最常用,另外还有经鼻胃管或胃造瘘管测压、输尿管内置管测压、经直肠测压等方法。经尿道膀胱内气囊导管测压时患者仰卧位,经导管注水 50~100ml,取耻骨连合处为零点,水柱高度代表腹内压;经鼻胃管或胃造瘘管测压方法相同,取腋中线水平为零点。间接方法虽然侵入性小,但结果受体位等因素影响,难以准确反映腹内压的水平。不过,上述方法中以仰卧位时经尿道气囊导管测膀胱内压最接近实际腹内压。

【实验室检查】

1. 肾功能检查　①尿量<0.5ml/(kg·h),提示有肾功能不全。②肾小球滤过率下降,肾素活性及醛固酮水平上升。

2. 血气分析　早期显示 PaO$_2$ 降低,后期 PaCO$_2$ 升高,CO$_2$CP 增加。

第5章

腹 外 疝

第一节 概 述

腹外疝(abdominal external hernia)是由腹腔内的脏器或组织连同腹膜壁层,经腹壁薄弱点或孔隙,向体表突出而形成。腹外疝结构主要包块:疝囊、疝内容物和疝外被膜。疝囊是壁层腹膜的憩室样突出,由疝囊颈和疝囊体组成。疝内容物是进入疝囊的腹内脏器或组织,以小肠为最多见,大网膜次之。

一、病 因

1. 腹壁强度降低 ①某些组织穿过腹壁的部位,如精索或子宫圆韧带穿过腹股沟管、股动静脉穿过股管、脐血管穿过脐环等处;②腹白线因发育不全也可成为腹壁的薄弱点;③手术切口愈合不良、外伤、感染、腹壁神经损伤、老年、久病、肥胖所致肌萎缩等也

常是腹壁强度降低的原因。

2. 腹内压力增高 慢性咳嗽、慢性便秘、排尿困难(如包茎、良性前列腺增生、膀胱结石)、搬运重物、举重、腹水、妊娠、婴儿经常啼哭等。

二、特 点

腹外疝是腹部外科最常见的疾病之一,多以突出的解剖部位命名,其中以腹股沟疝发生率最高,占90%以上,股疝次之,占5%左右。较常见的腹外疝还有切口疝、脐疝、白线疝等。此外,尚有腰疝等罕见疝。临床类型有易复性、难复性、嵌顿性、绞窄性等类型。其中嵌顿性疝和绞窄性疝实际上是一个病理过程的两个阶段,临床上很难区分。

第二节 腹股沟斜疝

疝囊经过腹壁下动脉外侧的腹股沟管深环(内环)突出,向内、向下、向前斜行经过腹股沟管,再穿出腹股沟管浅环(皮下环),可进入阴囊,即为腹股沟斜疝。

【临床表现】

具体表现如下:①腹股沟区出现可复性、无痛性肿物,可达阴囊或大阴唇。②包块软,

挤压可还纳腹腔,按压内环可阻止包块突出。③平卧时肿块消失,皮下环扩大意义不明确,久站或咳嗽、屏气等增加腹压时肿块会明显突出。④咳嗽时有冲击感。⑤包块嵌顿时,局部可有疼痛,亦可伴有恶心、呕吐。⑥包块透光试验阴性。⑦术中证实疝囊位于腹壁下动脉的外侧。

【分型】

根据疝环缺损大小、疝环周围腹横筋膜的坚实程度和腹股沟管后壁的完整性,把腹股沟斜疝分为四型。

Ⅰ型:疝环缺损直径≤1.5cm(约一指尖),疝环周围腹横筋膜有张力,腹股沟管后壁完整。

Ⅱ型:疝环缺损直径1.5~3cm(约两指尖),疝环周围腹横筋膜存在,但薄且张力降低,腹股沟管后壁已不完整。

Ⅲ型:疝环缺损直径≥3cm(大于两指),疝环周围腹横筋膜薄而无张力或已萎缩,腹股沟管后壁缺损。

Ⅳ型:复发疝。

【体格检查】

1. 视诊 应观察肿块的位置、外形,触摸其质地、张力、温度等,并与对侧比较。

2. 触诊 注意小的疝块有时在检查时不见下降,即使让患者长久站立或咳嗽也不见下降。在这种情况下,可以仔细触摸两侧的精索,通常在患侧可摸到增厚的疝囊,可作为有疝存在的间接征象。

3. 检查实验

(1)咳嗽冲击试验:检查者用手轻按肿块,嘱患者咳嗽,可以感到有膨胀性冲击感,同时可见肿块随之膨大稍下移,张力增大,即为"膨胀性咳嗽冲击试验阳性",为疝的一大特征。当手指进入外环后嘱患者咳嗽,指尖有冲击感为斜疝,此试验对确定疝囊位于腹股沟管内,尚未突出外环的不完全性(或隐匿性)腹股沟斜疝有重要意义。

(2)疝块回纳试验:让病人仰卧,检查者托起疝块,紧压其下端,向腹股沟管走向(外上方)轻轻挤推,开始常有轻微阻力,随即很快肿块被推入腹腔而消失,在其进入腹腔时,若疝内容是小肠,则可听到咕噜声;内容物若为大网膜则有一种坚实感,无弹性。疝块回纳试验也可在患者站立时进行,检查者站在患者患侧旁,一手扶住患者腰背部另一手从

上而下地放在腹股沟区,与腹股沟韧带平行的位置手法同前述也可使疝块回纳。

(3)压迫内环试验:待疝块回纳后检查者用手紧压内环,再嘱患者用力咳嗽,疝块并不出现,但若移开手指则可见疝块自外上方向内下方鼓出,则可肯定为斜疝。这种压迫内环试验可以在术前用来鉴别斜疝和直疝。

检查实验时,若肿块触痛明显,质硬不能回纳,或肿块局部皮肤出现红肿、热痛炎症表现,则应考虑为嵌顿性或绞窄性疝。

【影像学检查】

1. 超声 超声显示包块处腹壁变薄,层次结构不清晰,常可见腹腔内容物疝于腹壁,甚至可见嵌顿性疝之内容物(肠管)蠕动;另疝囊内偶可见少量积液,局部加压可回纳入腹腔,嘱患者增加腹内压可见疝内容物突出或进入男性阴囊或女性大阴唇;超声下亦可显示疝囊经过腹壁下动脉外侧,对诊断和鉴别腹股沟斜疝有重要意义(图5-1)。

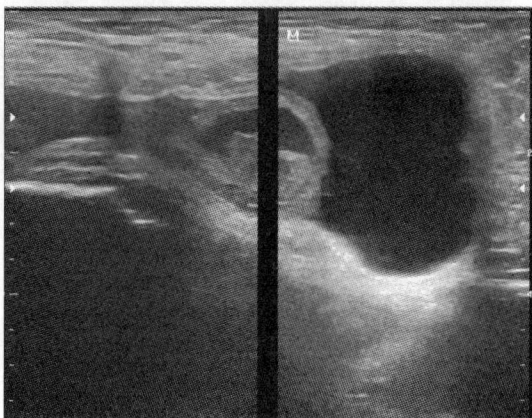

图5-1 腹股沟斜疝,超声示:左侧为腹腔内容物(肠管),中间为疝囊颈,右侧为疝囊体(疝囊腔内有少量积液及部分网膜结构)

2. CT及MRI 一般疝气的诊断较少用到该两项检查。对诊断有一定困难的疝气,可行包块为中心的上下各3~5个层面的CT或MRI扫描,可清晰地观察包块的解剖学关系及内容物的性质(图5-2,图5-3)。

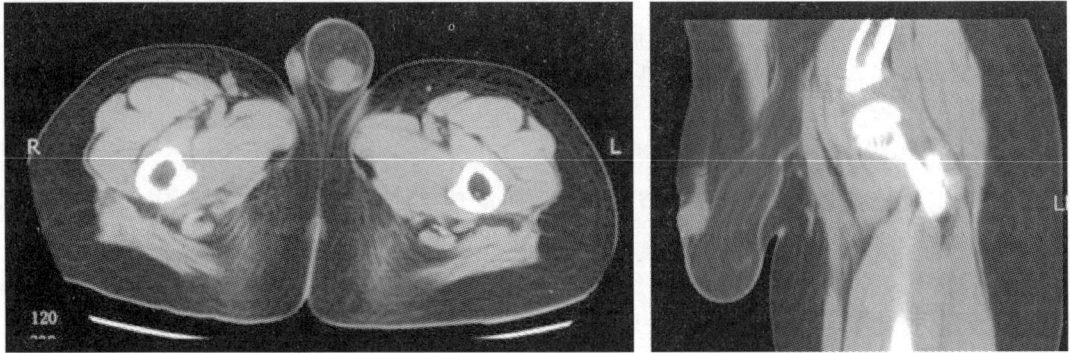

图 5-2　腹股沟斜疝 CT 诊断:左侧阴囊增大,其内见大量脂肪密度影,CT 值－85HU,沿腹股沟管向上与腹腔内脂肪组织相连

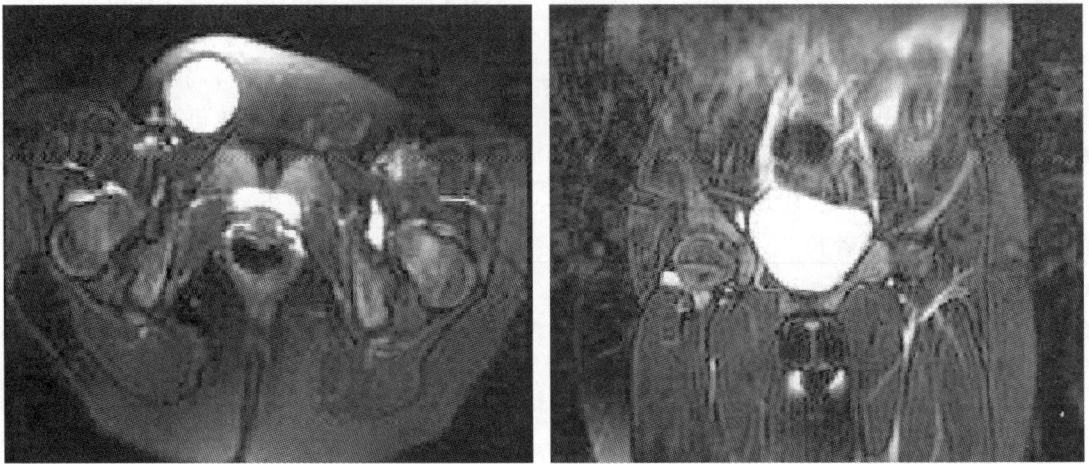

图 5-3　腹股沟斜疝 MRI 诊断:右侧腹股沟区见囊性长 T_1 长 T_2 信号边界清晰,与右侧肠管相连,为腹股沟斜疝。MRI 可清晰显示疝囊、疝颈及内容物(肠管)

3.X 线　立位腹平片在嵌顿性腹股沟疝时显示肠道呈阶梯状气液平面等肠梗阻征象有助于明确诊断。

4.疝造影检查　包块同侧的腹腔穿刺注入 30％泛影葡胺 60～80ml,观察腹膜有无突出存在,又称为腹膜造影术。可充分显示腹股沟区域与包块的关系,亦有助于发现某些腹股沟区微小和初发的疝或某些罕见疝,如会阴疝、闭孔疝等,尤其是可疑有腹股沟疝修补术后复发时,可采取该方法加以证实。

5.腹腔镜　近年来腹腔镜既可用于腹股沟疝的诊断,也可用于治疗。

6.消化道造影或钡灌肠检查　可发现腹股沟区肠襻影,特别是滑疝。

7.静脉肾盂造影和膀胱造影　观察疝是否累及泌尿生殖系统,如滑疝和膀胱的关系。

【治疗】

腹股沟斜疝如不及时处理,疝块可逐渐增大,终将加重腹壁的损伤而影响患者日常生活;斜疝又常可发生嵌顿或绞窄而威胁患者生命。因此,除少数特殊情况外,腹股沟疝一般均应尽早施行手术治疗。

【典型病例】

患者,男,64 岁。左腹股沟可复性包块 5 年。查体:左侧腹股沟韧带中点上方至阴囊有一"梨形"包块,大小约 6cm×8cm,平卧时可回纳腹腔,压迫内环试验阳性。超声:疝内容物部分为肠管。

治疗方案:手术治疗。

第三节 腹股沟直疝

疝囊经腹壁下动脉内侧的直疝三角区(Hesselbach 三角,海氏三角)直接由后向前突出,不经过内环,也不进入阴囊,即为腹股沟直疝。

【临床表现及诊断要点】

直疝的发病率远较斜疝为少,占腹股沟疝的 4.2%,当患者直立时,在腹股沟内侧端、耻骨结节上外方出现一半球形肿块,并不伴有疼痛或其他症状。直疝疝囊颈宽大,疝内容物又直接从后向前顶出,故平卧后疝块多能自行消失,不需用手推送复位。直疝绝不进入阴囊,极少发生嵌顿。诊断要点:①腹股沟区可复性肿物,不进入阴囊或大阴唇。②包块呈半球形,基底宽,由直疝三角突出。③包块还纳时,按压内环包块仍可突出。④常见于年老体弱者。⑤术中证实疝囊位于腹壁下动脉的内侧。⑥直疝三角区可触及明显的腹壁缺损。

【体格检查】

令患者站立,疝块即在耻骨结节外上方突出,呈半球状隆起。检查实验:①咳嗽冲击试验:可为阳性,当手指进入外环后嘱患者咳嗽,指腹有冲击感为直疝;②压迫内环试验:待疝块回纳后检查者用手紧压内环,再嘱患者用力咳嗽,疝块仍然鼓出者,则可肯定为直疝。

【辅助检查】

超声:彩色超声多普勒能探查患者的双侧腹壁下动脉,并根据疝囊颈和疝囊位于腹壁下动脉内侧还是外侧确定患者为直疝或斜疝;余检查同斜疝。

【治疗】

腹股沟直疝多数不能自愈,且随着疝块的增大,严重影响治疗效果,而且有可能发生嵌顿和绞窄而威胁患者的生命安全。因此,本病患者均应尽早接受治疗。常用的治疗方法如下:①非手术治疗:年老体弱或伴有其他脏器严重病变不能耐受手术者;②手术治疗:包括疝修补术和疝成形术。

【典型病例】

患者,男,55 岁,发现右侧腹股沟球形包块 2 年余。2 个月以来包块逐渐增大,站立时出现,平卧后消失。查体:右腹股沟内侧及耻骨结节外上方有一球形包块,未进入阴囊,可用手还纳,咳嗽时有膨胀性冲击感,压迫内环试验阴性。超声:疝内容物部分为肠管。

治疗方案:手术治疗。

第四节 股 疝

疝囊通过股环、经股管向卵圆窝突出的疝,称为股疝(femoral hernia)。股疝的发病率占腹外疝的 3%～5%,多为后天获得性,先天性股疝极其罕见;多见于 40 岁以上妇女。女性骨盆较宽广,联合肌腱和腔隙韧带较薄弱,以致股管上口宽大松弛故而易发病。发病原因:股疝发病与股环较宽、妊娠、肥胖、结缔组织退行性变、腹内压升高等因素有关。

分型:依据疝囊的位置,股疝分为 6 种类型:① 典型股疝(typical femoral hernia);

②血管前疝（prevascular hernia）；③外股疝（exfemoral hernia）；④耻骨梳韧带股疝（femoral hernia of pectineal ligament）；⑤耻骨疝（pectineal hernia）；⑥血管后疝（retrovascular hernia）。

【临床表现及诊断要点】

1. 可复性肿块　股疝肿块通常不大，患者在站立、咳嗽、用力等引起腹内压增加时，发现大腿根部（卵圆孔处）出现半球形隆起，大小似一枚核桃或鸡蛋，质地柔软。平卧时疝块通常不能自行还纳，需沿其突出途径进行逆行复位还纳。由于囊外有丰富的脂肪组织，平卧而回纳疝内容物后，有时肿块并不消失。若疝内容物为大网膜等组织，经常发作容易和疝囊发生粘连，肿块不易完全消失，而形成难复性股疝。

2. 胀痛　若股疝较大时肿块可转向上行，基底部可延伸到腹股沟区，患者往往伴有腹股沟区坠胀不适或在久站后局部胀痛和下坠感。

3. 肠梗阻表现　约有 60% 病例可发生嵌顿，引起局部疼痛加剧，出现急性肠梗阻表现才来就诊。故对急性肠梗阻患者，尤其是中年妇女，应检查有无股疝，以避免漏诊和误诊。

【体格检查】

1. 难扪及明显肿块　疝块一般如拇指大小，位于腹股沟韧带下方，由于股管狭小，疝囊外常有较多的脂肪组织，如果股疝疝块不大，很易被忽略。股疝也可能扪不到疝块，这种情况多见于 Richter 疝。

2. 手法不易回纳　股疝内容物以大网膜及肠侧壁多见，往往和疝囊粘连，不易手法回纳，在腹股沟区形成一恒定的肿物，随着病情的发展肿物可逐渐增大，类似脂肪瘤、肿大的淋巴结或大隐静脉曲张结节样膨大等。但肿块基底固定，不如肿大淋巴结、脂肪瘤活动度大。

3. 腹膜炎体征　嵌顿性股疝发生肠绞窄时，患者可出现腹膜炎体征，以患侧腹部明显，疝块肿胀、触痛、无法还纳，甚至皮肤红肿，有软组织感染表现。嵌顿的肠管是否发生坏死与嵌顿的时间、疝口松紧、肠管血运障碍的程度等因素有关。对于诱因不明的肠梗阻患者，除了腹部查体外，也要仔细检查腹股沟区，注意有无腹股沟疝的嵌顿，有无股疝的嵌顿。

4. 咳嗽冲击试验　股疝块咳嗽冲击感不明显，手指伸入外环后嘱患者咳嗽，因股疝位于腹股沟韧带下肿块依然可以脱出。

【辅助检查】

超声、CT、MRI、疝造影检查、腹腔镜、消化道造影或钡灌肠检查、立位 X 线片等辅助检查均可协助诊断。

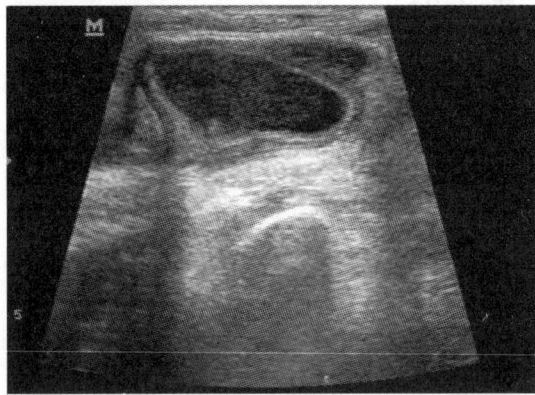

图 5-4　股疝超声下表现

【治疗】

股疝容易发生嵌顿，一旦嵌顿又可迅速发展为绞窄性疝。因此，股疝确诊后，应及时手术治疗。对于嵌顿性或绞窄性股疝，更应紧急手术。

第五节 其 他 疝

一、腹壁切口疝

腹壁切口疝(incisional hernia)是指发生于腹部手术切口部位的疝,这种疝无真正的疝囊。多见于腹部纵形切口区,尤其是正中切口或腹直肌旁切口。病因与原手术时患有的全身和局部因素有关。切口感染是切口疝最主要的病因。其他因素如腹壁薄弱或患有使腹内压增高的慢性疾患易诱发切口疝。

【临床表现及诊断要点】

临床表现及诊断要点:①有腹部手术史。②切口疝多见于直切口。③多见于年老或肥胖患者。④主要表现为站立时切口处有疝块突出,咳嗽或用力时更明显。⑤平卧后疝块即自行回纳消失。

【体格检查】

1. 患者平卧用手指伸入腹壁缺损部位,再令患者屏气,可清楚地扪及疝环边缘。

2. 腹壁缺损处仅有皮肤覆盖时可见到肠蠕动。

3. 包块在腹壁瘢痕区,可触及皮下腹壁缺损。

4. 嘱患者站立时腹壁包块突出,平卧时包块自行消失。

【影像学检查】

超声和 CT 检查能够显示腹壁缺损大小,疝环边缘的肌层组织有无薄弱,是否存在多发性损伤和疝内容物等成分。

二、脐 疝

疝囊通过脐环突出的疝称为脐疝(um-bilical hernia)。脐疝有小儿脐疝和成人脐疝之分,两者发病原因及处理原则不尽相同。小儿脐疝的发病原因是脐环闭锁不全或脐部瘢痕组织不够牢固,在腹内压增加的情况下发生。小儿腹内压增高的主要原因有经常啼哭和便秘。小儿脐疝多属易复性,临床上表现为啼哭时脐疝脱出,安静时肿块消失。疝囊颈一般不大,但极少发生嵌顿和绞窄。有时,小儿脐疝覆盖组织可以穿破,尤其是在受到外伤后。根据症状、体征及病史可明确诊断,一般无须特殊辅助检查,必要时可行超声及 CT 检查,协助诊断。

三、白 线 疝

白线疝(hernia of linea alba)是指发生于腹壁正中线(白线)处的疝,绝大多数在脐上,故也称上腹疝,较少见。

四、闭 孔 疝

闭孔疝(obturator hernia)的特征是腹腔内脏器经过髋骨闭孔管突出于股三角区(腹股沟管、内收长肌内缘和缝匠肌内缘组成)。其典型症状为 Howship-Romberg 征:闭孔神经受到压迫时,腹股沟区及大腿前内侧出现刺痛、麻木、酸胀感,并向膝内侧放射。

闭孔疝的疝内容物绝大多数为小肠,且疝环小而无弹性,因此疝入的肠管易发生嵌顿。

第6章

胃及十二指肠疾病

第一节　腹部查体常用方法

1. 准备　患者取仰卧位,小枕置于头下,使双腿弯曲腹肌松弛。正确暴露腹部,从乳房至耻骨联合。嘱患者解小便,排空膀胱。

2. 体表标志　肋弓下缘、胸骨剑突、脐、髂前上棘、腹股沟韧带、耻骨上缘、腹中线和腹直肌外缘(图6-1)。

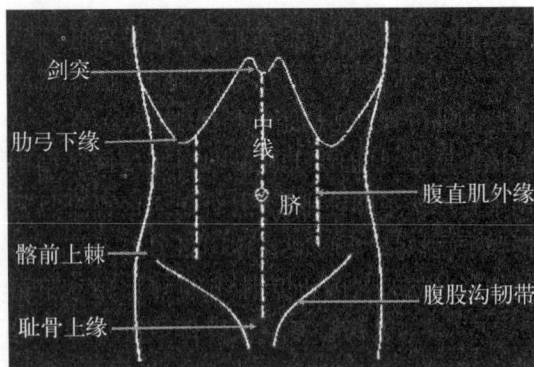

图6-1　腹部查体体表标志

3. 腹部分区

(1)九分区法:由两侧肋弓下缘连线和两侧髂前上棘连线为两条水平线,左右髂前上棘至腹中线连线的中点为垂直线,四线相交将腹部分为九区,即左、右上腹部(季肋部),左、右侧腹部(腰部),左、右下腹部(髂窝部)及上腹部,中腹部(脐部)和下腹部(耻骨上

部)(图6-2)。

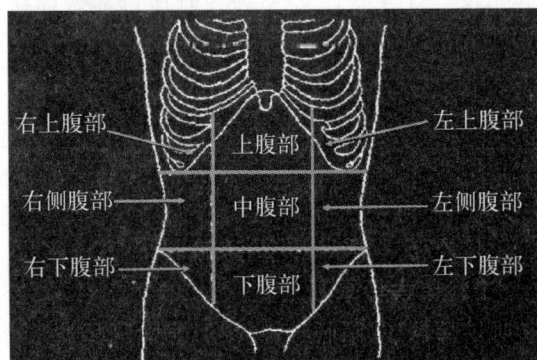

图6-2　腹部查体九分区法

(2)四分区法:过脐画一水平线与垂直线,两线相交将腹部分为四区,即左、右上腹部和左、右下腹部(图6-3)。

4. 视诊

(1)腹部的外形:正常腹部根据被查体者胖瘦情况可呈现平坦、饱满或低平。异常腹部可呈现腹部膨隆(明显高于肋缘耻骨平面),腹部凹陷(明显低于肋缘耻骨平面)。

(2)呼吸运动:正常男性及小儿以腹式呼吸为主;女性以胸式呼吸为主。

(3)腹壁静脉:正常人看不见腹壁静脉,腹壁静脉曲张见于门静脉高压、上下腔静脉

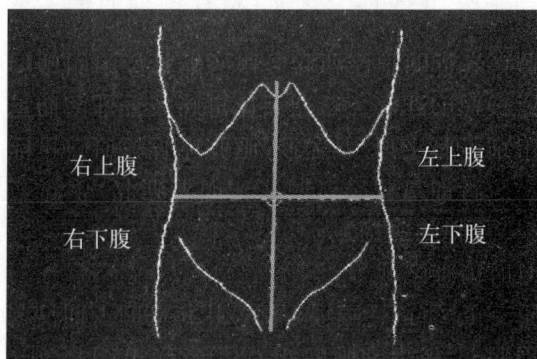

图 6-3　腹部查体四分区法

梗阻。

（4）其他：①皮疹：充血性或出血性皮疹，常见于高热性疾病或某些传染病（麻疹、猩红热及斑疹伤寒）及药物过敏等。②色素：正常人腹部皮肤颜色较暴露部位稍淡，散在点状深褐色素沉着可见于血色病，皮肤皱褶处（如腹股沟及腰带部位）有褐色素沉着可见于 Addison 病。③腹纹：白纹见于肥胖、妊娠；紫纹见于皮质醇增多症；瘢痕见于外伤、手术及皮肤感染的遗迹。

5. 触诊

（1）腹壁紧张度：紧张度增加，揉面感见于结核性腹膜炎，板状腹见于胃肠穿孔所致的急性弥漫性腹膜炎。

（2）压痛反跳痛：正常腹部触诊时不引起疼痛，如由浅入深触诊发生疼痛，称压痛。一般表示该区域的脏器有病变。检查者用手触诊被检查者腹部出现压痛后，手指可于原处稍停片刻，使压痛感觉趋于稳定，然后迅速将手抬起，离开腹壁，被检查者感觉腹痛骤然加重，即为反跳痛，提示腹膜壁层受炎症累及。

（3）腹部包块：多由肿大或异位的脏器、肿瘤、囊肿、炎性肿块或肿大的淋巴结等形成。为了鉴别包块的性质，触诊时应注意了解包块的位置、大小、形态、硬度、压痛、搏动、移动度，以及与邻近的关系。

（4）液波震颤：患者平卧，医师用一手掌面轻贴患者一侧腹壁，再令患者或一助手将其手尺侧，沿正中线压于腹壁。医师用另一支手轻叩击对侧腹壁，所产生的震动波，即可通过液体传至对侧，被手感之震动，用于检查大量腹水患者。

6. 叩诊　腹部叩诊可了解腹腔某些脏器的大小、叩痛、充气情况、积液及包块等。叩诊方法有直接叩诊法与间接叩诊法，临床多用间接叩诊法。

在正常情况下，除肝脾区，增大的膀胱或子宫，两侧腹部近腰肌处为浊音外，其余均为鼓音。

7. 听诊　方法为将听诊器膜型胸件置于腹壁上，有步骤地移动，仔细听诊全腹各区。听诊内容为肠鸣音、振水音、血管杂音。听诊肠鸣音时，位于脐部附近，听诊至少一分钟，注意肠鸣音的次数及强度，如未听到肠鸣音，则应延续听到肠鸣音为止或听诊至少 5 分钟。在正常情况下：肠鸣音每分钟为 4～5 次。

第二节　胃十二指肠溃疡

胃、十二指肠局限性圆形或椭圆形的全层黏膜缺损，称为胃十二指肠溃疡（gastroduodenal ulcer）。因溃疡的形成与胃酸-蛋白酶的消化作用有关，也称为消化性溃疡（peptic ulcer）。纤维内镜技术的不断完善、新型抑酸药和抗幽门螺杆菌药物的应用使得溃疡病诊断和治疗发生了很大改变。外科治疗主要用于急性穿孔、出血、幽门梗阻或药物治疗无效的溃疡患者及胃溃疡恶性变等情况。

典型溃疡呈圆形或椭圆形，黏膜缺损深达黏膜肌层。溃疡深而壁硬，呈漏斗状或打洞样，边缘增厚或充血水肿，基底光滑，表面可覆盖有纤维或脓性呈灰白或灰黄色苔膜。胃溃疡多发生在胃小弯，以胃角最多见，胃窦部与胃体也可见，大弯胃底少见。十二指肠溃疡主要在球部，发生在球部以下的溃疡称为球后溃疡。球部前后壁或胃大小弯侧同时见到的溃疡称对吻溃疡。

【临床表现】

1. 胃溃疡　上腹部疼痛是本病的主要症状。多位于上腹部，也可出现在左上腹部、胸骨剑突后。常呈隐痛、钝痛、胀痛、烧灼样痛。胃溃疡的疼痛多在餐后 1 小时内出现，经 1～2 小时后逐渐缓解，直至下餐进食后再复现上述节律。部分患者可无症状，或以出血、穿孔等并发症作为首发症状。

2. 十二指肠溃疡　主要表现为上腹部疼痛，可为钝痛、灼痛、胀痛或剧痛，也可表现为仅在饥饿时隐痛不适。典型者表现为轻度或中度剑突下持续性疼痛，可被制酸剂或进食缓解。临床上约有 2/3 的疼痛呈节律性：早餐后 1～3 小时开始出现上腹痛，如不服药或进食则要持续至午餐后才缓解。餐后 2～4 小时又痛常须进餐来缓解。

约半数患者有午夜痛，患者常可痛醒。节律性疼痛大多持续几周，随着缓解数月可反复发生。

【影像学检查】

1. 内镜检查　可对胃十二指肠黏膜直接观察、摄像，还可在直视下取活组织做病理学检查，是诊断胃十二指肠溃疡的最主要方法（图 6-4，图 6-5）。内镜下溃疡可分为三个病期。①活动期：溃疡基底部蒙有白色或黄白色厚苔，周围黏膜充血、水肿（A1），或周边黏膜充血、水肿开始消退，四周出现再生性上皮所形成的红晕（A2）。②愈合期：溃疡缩小变浅，苔变薄，四周再生性上皮所形成的红晕向溃疡围拢，黏膜皱襞向溃疡集中（H1），或溃疡面几乎为再生上皮所覆盖，黏膜皱襞更加向溃疡集中（H2）。③瘢痕期：溃疡基底部白苔消失，呈现红色瘢痕（S1），最后转变为白色瘢痕（S2）。

2. X 线钡餐　对心脑血管疾病或因其他原因而无法耐受内镜检查的患者可进行钡餐检查。可见龛影及黏膜皱襞集中等直接征象，以及单纯痉挛、激惹现象等间接征象（图 6-6，图 6-7）。

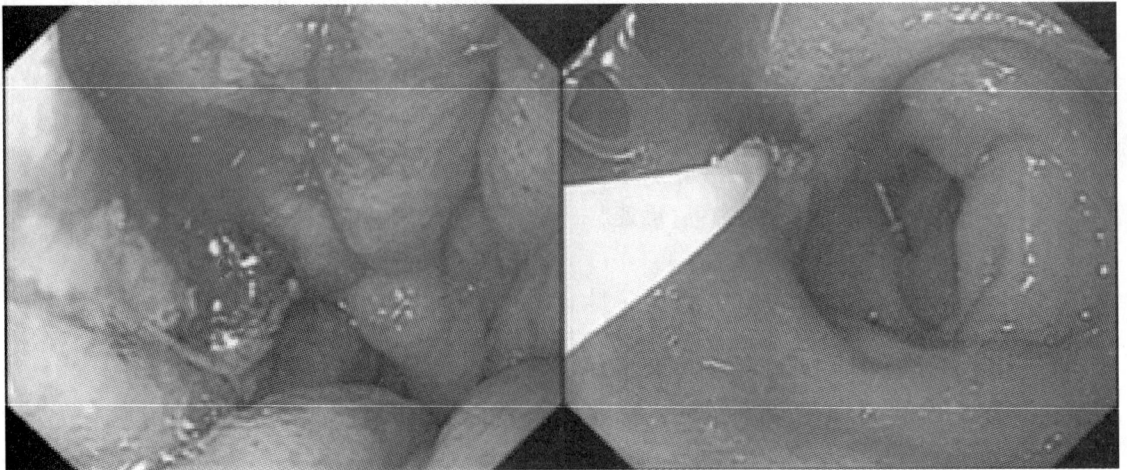

图 6-4　胃溃疡内镜下表现

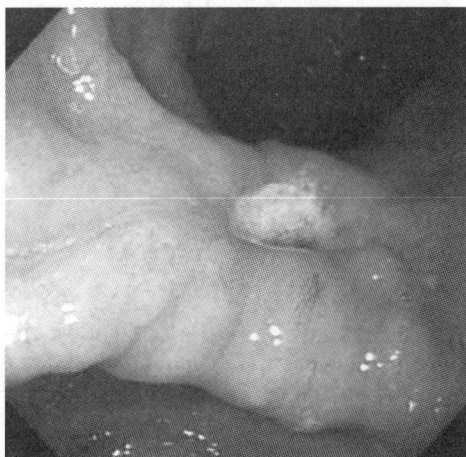

图 6-5 十二指肠溃疡内镜下表现

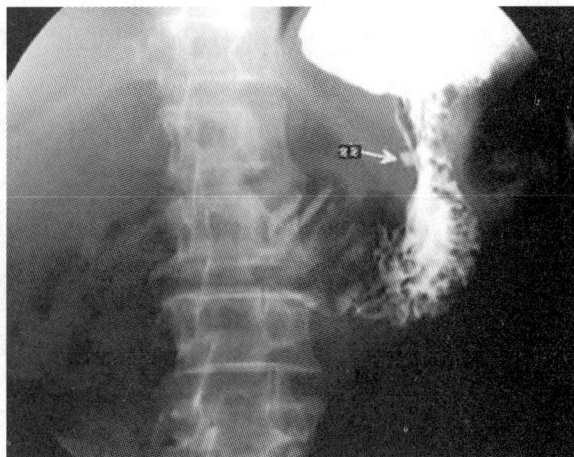

图 6-6 胃溃疡,X 线钡餐检查可见龛影

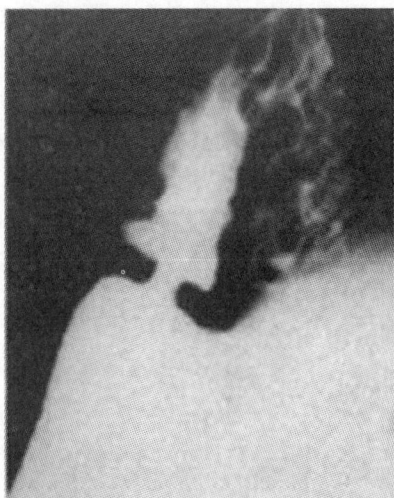

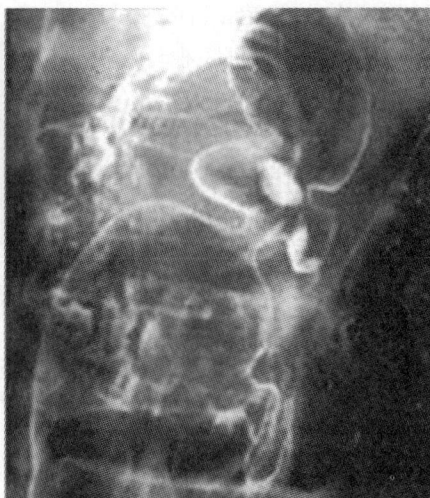

图 6-7 十二指肠溃疡,X 线示前后壁两个溃疡相吻合

【实验室检查】

1. Hp 检测 幽门螺杆菌(Hp)感染是消化性溃疡的主要病因之一,因此 Hp 感染的检查如今已成为消化性溃疡的常规检测项目。Hp 感染的检测方法分为侵入性和非侵入性两大类;侵入性检测包括胃镜检查和胃黏膜活检,同时可确定存在的胃十二指肠疾病,侵入试验包括快速尿素酶试验、组织学检查、黏膜涂片染色镜检、微需氧培养和聚合酶链反应等;非侵入性仅提供有无幽门螺杆菌感染的信息,非侵入性试验主要有[13]C-或[14]C-

尿素呼气试验(^{14}C-UBT 或[13]C-UBT)和血清学试验等。而在确定感染幽门螺杆菌后,还需进一步对幽门螺杆菌进行分型,这是因为幽门螺杆菌(Hp)可以分泌毒素损坏人体细胞,引起炎症、溃疡及肿瘤等,依据其分泌毒素的情况不同,可以将其分为产细胞毒素和非产细胞毒素两大类;能产生毒素的为 I 型,不能产生毒素的为 II 型。

2. 胃液分析 正常男性和女性的基础酸排出量(BAO)平均分别为 2.5mmol/h 和 1.3mmol/h,男性和女性十二指肠溃疡患者的 BAO 平均分别为 5.0mmol/h 和 3.0mmol/h。当 BAO＞10mmol/h 时,常提示胃泌素瘤的可能。五肽胃泌素按 6μg/kg 注射后,十二指肠溃疡者最大酸排出量(MAO)常超过 40mmol/h,对溃疡病的诊断和鉴别诊断有参考价值。

【治疗】

1. 药物治疗　目标是控制症状,促进溃疡愈合,预防复发及避免并发症。目前最常用的药物分为以下几类:①抑制胃酸分泌药目前临床上主要有 H_2 受体拮抗药(H_2-RA)及质子泵抑制药(PPI)。②黏膜保护药与抑制胃酸药联用可提高溃疡愈合质量,减少溃疡复发。③促胃肠动力药主要用于出现恶心、呕吐、腹胀等症状的患者以促进胃肠排空,缓解症状。内科治疗需彻底根除幽门螺杆菌,因为目前认为 Hp 感染与本病有一定关系,所以要积极治疗。

2. 手术治疗　主要用于治疗并发症(穿孔、出血、梗阻)。胃溃疡首选手术是胃大部切除术(以毕Ⅰ式为佳)。高位胃溃疡可做旷置式胃大部切除或迷走神经切断加幽门成形术。溃疡已恶变应按胃癌手术要求做根治性胃切除手术。对顽固十二指肠溃疡的手术方法,在我国当前普遍采用的是胃大部切除术;而据国外文献报道,近年来更多地采用了迷走神经切断术,二者均有良好的效果。

【典型病例】

患者,男,38 岁。突发上腹剧痛,并放射到肩部,呼吸时疼痛加重 3 小时,急诊入院。20 多年前开始上腹部疼痛,以饥饿时明显,伴反酸、嗳气,间断大便隐血(＋)。每年发作数次,多在秋冬之交和春夏之交,或饮食不当时发作,间断行中医治疗。5 年前症状发作时曾伴柏油样便,经中药治疗后缓解。本次发病 3 天前自觉上腹不适,未予注意。3 小时前突发上腹部剧痛,放射到右肩部,面色苍白,大汗淋漓入院。查体:脉搏每分钟 110 次,血压 90/60mmHg。痛苦面容,呼吸浅快,板状腹,全腹压痛,反跳痛。腹部 X 线透视:双侧膈下积气。诊断:胃、十二指肠溃疡穿孔。

治疗方案:给予禁食、补液、抗感染等治疗,急诊行剖腹探查术,术中发现十二指肠球部溃疡穿孔,遂行胃大部切除术。

第三节　胃　　癌

胃癌发病有明显的地域性差别,在我国的西北与东部沿海地区胃癌发病率比南方地区明显为高。长期食用熏烤、盐腌食品的人群中胃癌发病率高,与食品中亚硝酸盐、真菌毒素、多环芳烃化合物等致癌物或前致癌物含量高有关;吸烟者的胃癌发病危险较不吸烟者高 50%。我国胃癌高发区成人 Hp 感染率在 60% 以上。幽门螺杆菌能促使硝酸盐转化成亚硝酸盐及亚硝胺而致癌;Hp 感染引起胃黏膜慢性炎症加上环境致病因素加速黏膜上皮细胞的过度增殖,导致畸变而致癌;幽门螺杆菌的毒性产物 CagA、VacA 可能具有促癌作用,胃癌患者中抗 CagA 抗体检出率较一般人群明显为高。胃部疾病包括胃息肉、慢性萎缩性胃炎及胃部分切除后的残胃,这些病变都可能伴有不同程度的慢性炎症过程;胃黏膜肠上皮化生或非典型增生,有可能转变为癌。癌前病变系指容易发生癌变的胃黏膜病理组织学改变,是从良性上皮组织转变成癌过程中的交界性病理变化。胃黏膜上皮的异型增生属于癌前病变,根据细胞的异型程度,可分为轻、中、重三度,重度异型增生与分化较好的早期胃癌有时很难区分。

【临床表现】

早期胃癌多数病人无明显症状,少数人出现上腹不适,有恶心、呕吐或是类似消化性溃疡病的症状。疼痛与体重减轻是进展期胃癌最常见的临床症状。病人常有较为明确的上消化道症状,如上腹不适、进食后饱胀;随着病情进展上腹疼痛加重,伴食欲下降、乏力等。根据肿瘤的部位不同,也有其特殊表现。贲门胃底癌可有胸骨后疼痛和进行性吞咽困难;幽门附近的胃癌有幽门梗阻表现;肿瘤破坏血管后可有呕血、黑便等消化道出血症状。腹部持续疼痛常提示肿瘤扩展超出胃壁,如锁骨上淋巴结肿大、腹水、黄疸、腹部包块、直肠前凹扣及肿块种植转移等。晚期胃癌患者常可出现贫血、消瘦、营养不良甚至恶病质等表现。胃癌的扩散和转移有以下途径:①直接浸润;②血行转移;③腹膜种植转移;④淋巴转移。

【影像学检查】

1.X 线　数字化 X 线胃肠造影技术的应用,目前仍为诊断胃癌的常用方法。常采用气钡双重造影,通过黏膜相和充盈相的观察做出诊断。早期胃癌的主要改变为黏膜相异常,进展期胃癌的形态与胃癌大体分型基本一致(图 6-8)。

2.纤维胃镜检查　内镜检查可直接观察胃黏膜病变的部位和范围,并可获取病变组织做病理学检查,是诊断胃癌的最有效方法。采用带超声探头的纤维胃镜,对病变区域进行超声探测成像,有助于了解肿瘤浸润深度及周围脏器和淋巴结有无侵犯和转移(图 6-9)。

3.腹部超声　在胃癌诊断中,腹部超声主要用于观察胃的邻近脏器(特别是肝、胰)受浸润及淋巴结转移的情况(图 6-10)。

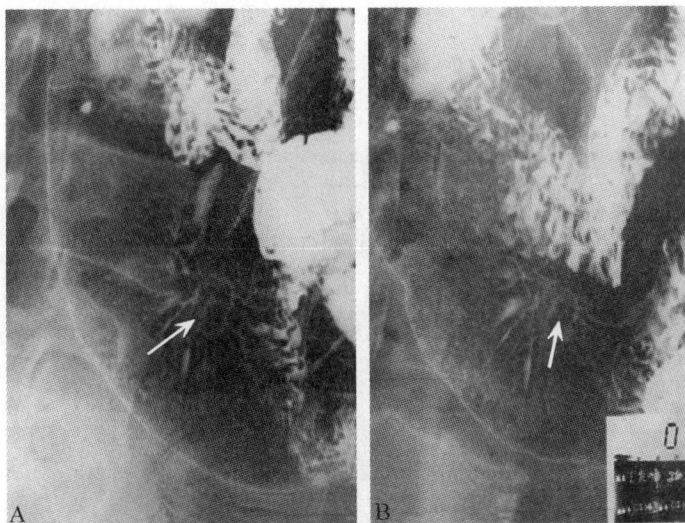

图 6-8　胃癌,X 线钡餐检查可见黏膜异常

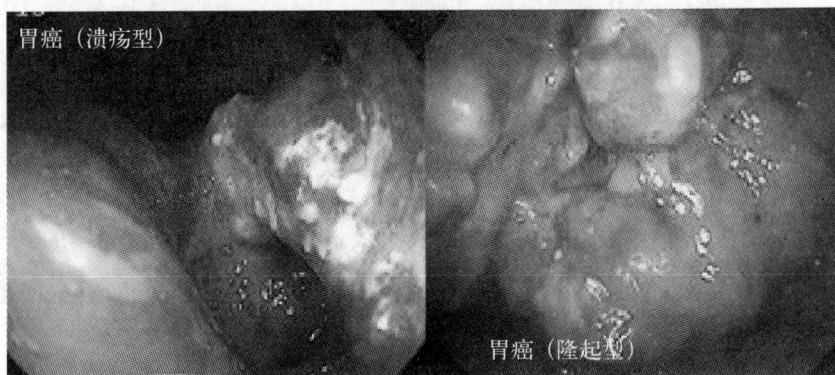

图 6-9　胃癌内镜下表现

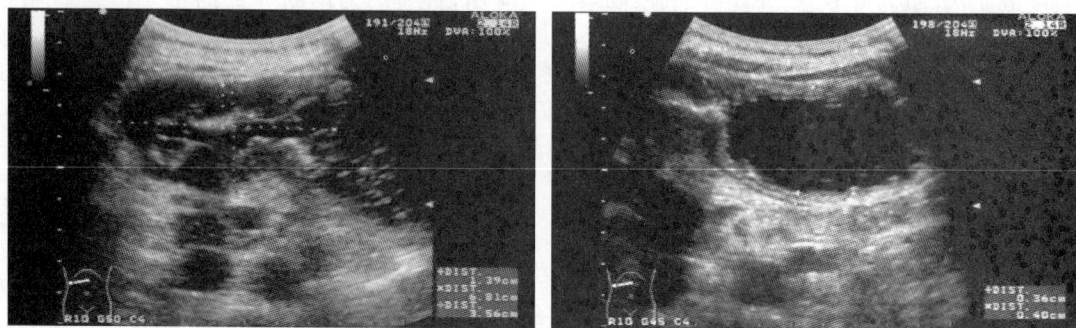

图 6-10　胃癌超声下表现

4.CT　多排螺旋 CT 扫描结合三维立体重建和模拟内腔镜技术,是一种新型无创检查手段,有助于胃癌的诊断和术前临床分期评估。利用胃癌组织对于氟和脱氧-D-葡萄糖(FDG)的亲和性,采用正电子发射成像技术(PET)可以判断淋巴结与远处转移病灶情况,准确性较高(图 6-11)。

【实验室检查】

胃液脱落细胞学检查现已较少应用,部分胃癌患者的大便潜血可持续阳性。肿瘤标志物癌胚抗原(CEA)、CA19-9 和 CA125 在部分胃癌患者中可见升高,但目前仅作为判断肿瘤预后和治疗效果的指标,无助于胃癌的诊断。

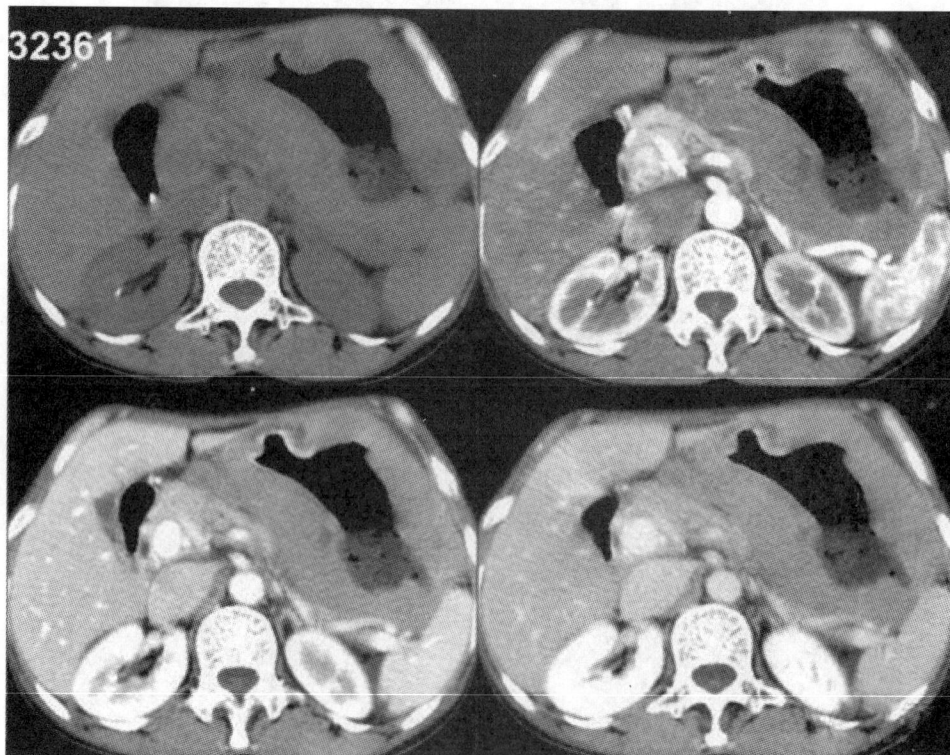

图 6-11　胃癌 CT 下表现

【病理】

国际抗癌联盟（UICC）和美国癌症联合会（AJCC）2010 年共同公布的胃癌 TNM 分期法,分期的病理依据主要是肿瘤浸润深度、淋巴结转移及远处转移情况。以 T 代表原发肿瘤浸润胃壁的深度。T1:肿瘤侵及固有层、黏膜层及黏膜下层;T2:肿瘤侵及固有肌层;T3:肿瘤穿透浆膜下结缔组织而未侵犯脏腹膜或邻近结构;T4a:肿瘤侵犯浆膜;T4b:肿瘤侵犯邻近组织或脏器。N 表示局部淋巴结转移情况。N0:无淋巴结转移(受检淋巴结个数≥15);N1:1～2 个区域淋巴结转移;N2:3～6 个区域淋巴结转移;N3:7 个以上区域淋巴结转移。M 则代表肿瘤远处转移的情况。M0:无远处转移;M1:有远处转移(图 6-12)。

【治疗】

1. 手术治疗

(1)根治性手术:原则为整块切除包括癌灶和可能受浸润胃壁在内的胃的部分或全部,按临床分期标准清扫胃周围的淋巴结,重建消化道。

(2)姑息性手术:原发灶无法切除,为了减轻由于梗阻、穿孔、出血等并发症引起的症状而做的手术,如胃空肠吻合术、空肠造口、穿孔修补术等。

2. 化疗　用于根治性手术的术前、术中和术后,延长生存期。晚期胃癌患者采用适量化疗,能减缓肿瘤的发展速度,改善症状,有一定的近期效果。早期胃癌根治术后原则上不必辅助化疗,有下列情况者应行辅助化疗:病理类型恶性程度高;癌灶面积＞5cm;多发癌灶;年龄＜40 岁。进展期胃癌根治术后、姑息手术后、根治术后复发者需要化疗。

3. 其他治疗　包括放疗、热疗、免疫治疗、中医治疗等。胃癌的免疫治疗包括非特异生物反应调节剂如卡介苗、香菇多糖等;细胞因子如白介素、干扰素、肿瘤坏死因子等;以及过继性免疫治疗如淋巴细胞激活后杀伤细胞(IAK)、肿瘤浸润淋巴细胞(TIL)等的临床应用。抗血管形成基因是研究较多的基因治疗方法,可能会在胃癌的治疗中发挥作用。

【典型病例】

患者,男,56 岁,中上腹疼痛不适 2 年。胃镜检查提示:胃小弯侧 1.2cm×1.0cm 溃疡,取溃疡处组织活检。病理诊断:胃腺癌。

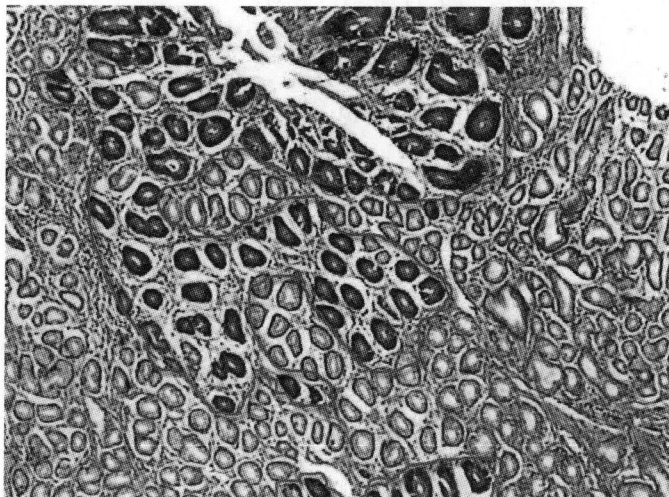

图 6-12　胃癌病理

第四节　胃良性肿瘤

胃良性肿瘤约占胃肿瘤的 3%。一类源于胃壁黏膜上皮组织的腺瘤或息肉样腺瘤。另一类源于胃壁间叶组织的平滑肌瘤、纤维瘤、神经纤维瘤、脂肪瘤及血管瘤等。

【临床表现】

1. 胃平滑肌瘤　为最常见的胃良性肿瘤，约占胃良性肿瘤的 40%。多见于中年以上，男女无明显差别。多数发生于胃肌层，亦可来自黏膜肌层。常为单发，偶见多发。以胃体部为最常见，其次为胃窦、胃底、幽门和贲门。约半数的肿瘤表面伴有深浅不等的溃疡，可引起长期粪便隐血阳性或严重的出血。

2. 胃腺肌瘤　在胃壁中由交叉的平滑肌束组成，其中有类似十二指肠腺（brunner 腺）或胰腺组织，常发生在胃幽门端，形成囊性或结节性病灶，一般认为是良性平滑肌瘤的变异。

3. 胃纤维瘤　由纤维结缔组织构成，可发生于胃任何部位，多位于黏膜下，为球形或卵形，可带蒂，质硬，其内部可有钙化。

4. 胃神经纤维瘤　可单发于胃，亦可为多发性神经纤维瘤的一部分，可发生于胃的任何部位，多在黏膜下，表面常有浅溃疡形成。

5. 海绵状血管瘤或毛细血管瘤　多见于胃体及胃窦部，发生于黏膜下层最多，浆膜下次之。多大小不一，可呈球形或分叶状，质软，色暗红或紫红。胃镜检查疑为本病时，应禁忌做活组织检查。

6. 胃化学感受器瘤　本病较为罕见。又称胃非嗜铬性副节瘤，是发生在胃壁中迷走神经体（第二个副交感神经节）的化学感受器肿瘤。与其他部位的化学感受器瘤一样，大多为良性瘤，生长缓慢，偶有恶性报道。好发于中年人，临床上绝大多数无功能表现。肿瘤呈球形或卵形，有包膜，质硬，瘤组织的嗜铬反应为阴性。本病对放射治疗不敏感，宜手术治疗。

【影像学检查】

胃内良性肿瘤行 X 线气钡双重造影检查，可发现胃壁充盈缺损阴影，周围黏膜和胃蠕动正常。可行胃镜检查及病理活检明确诊断。行全身检查未见其他脏器转移。

治疗方案：胃癌根治术，术后给予全身化疗。

第五节　幽门狭窄

先天性肥厚性幽门狭窄是新生儿期幽门肥大增厚而致的幽门机械性梗阻，是新生儿常见疾病之一，男女之比为 4∶1。其确切病因不明，可能与自主神经结构功能异常、血中胃泌素水平增高及幽门肌持续处于紧张状态有关。肉眼观幽门部形似橄榄状，与十二指肠界限明显，长 2~2.5cm，直径为 0.5~1.0cm，表面光滑呈粉红或苍白色，质硬但有弹性。肌层特别是环形肌肥厚，达 0.4~0.6cm，幽门管狭细。镜下见黏膜充血、水肿，肌纤维层厚，平滑肌增生，排列紊乱。

【临床表现】

此病多在出生后 2~3 周内出现典型的表现：进行性加重的频繁呕吐，呕吐物为不含胆汁的胃内容物。进食后出现呕吐。上腹部可见胃蠕动波，剑突与脐之间触到橄榄状的肥厚幽门，是本病的典型体征。患儿可有脱水、体重减轻，血气与生化检查常出现低钾性碱中毒，可有反常性酸尿。

【检查】

患儿有典型的喷射状呕吐,腹部可见有胃蠕动波,以及扪及幽门肿块,即可确诊。超声检查探测幽门肌层厚度>4mm、幽门管长度>16mm、幽门管直径<14mm,提示本病。X 线钡餐示胃扩张、蠕动增强、幽门管腔细长、幽门通过受阻、胃排空延缓。

【治疗】

幽门环肌切开术是治疗本病的主要方法,手术可开腹施行也可经腹腔镜施行。手术前需纠正营养不良与水电解质紊乱。以保证麻醉、手术能够安全进行。手术结束前,应经胃管注入 30ml 空气,检查有无黏膜穿孔,必要时予以修补。术后当日禁食,以后逐步恢复饮水与哺乳。

第六节　十二指肠憩室

十二指肠憩室是部分肠壁向腔外突出所形成的袋状突起。直径从数毫米至数厘米,多数发生于十二指肠降部,可单发也可多发。75%的憩室位于十二指肠乳头周围 2cm 范围之内,故有乳头旁憩室之称。本病多发生于 40—60 岁中年人,男略多于女。多数憩室并不产生症状而于 X 线钡餐检查或胃镜检查时发现。仅少数病人可出现梗阻、穿孔、出血等症状或继发胆管炎、胰腺炎、胆石症等并发症。

【临床表现】

十二指肠憩室没有典型的临床表现,所发生的症状多是因并发症而引起。上腹部饱胀是较常见的症状,系憩室炎所致。伴有嗳气和隐痛。疼痛无规律性,抑酸药物也不能使之缓解。恶心或呕吐也常见。当憩室内充满食物而呈膨胀时,可压迫十二指肠而出现部分梗阻症状。呕吐物初为胃内容物,其后为胆汁,甚至可混有血液,呕吐后症状可缓解。憩室并发溃疡或出血时,则分别出现类似溃疡病的症状或便血。憩室压迫胆总管或胰腺管开口时,更可引起胆管炎、胰腺炎或梗阻性黄疸。憩室穿孔后,呈现腹膜炎症状。

【影像学检查】

1. X 线　X 线钡餐检查可发现十二指肠憩室表现为突出于肠壁的袋状龛影,轮廓整齐清晰,边缘光滑。加压后可见龛影中有黏膜纹理延续到十二指肠,有的龛影在钡剂排空后,见到为憩室腔内残留的钡剂阴影较大的憩室,颈部较宽,在憩室内有时可见气液面(图 6-13)。

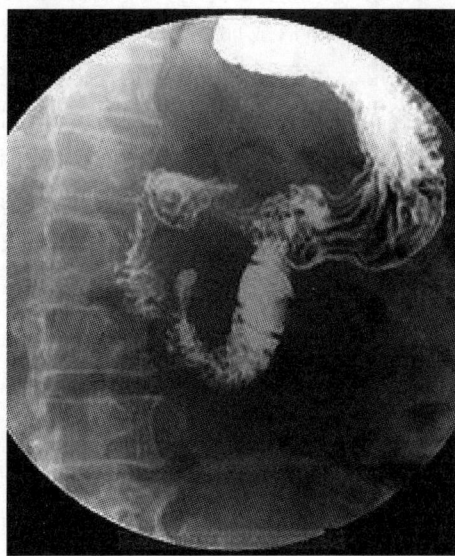

图 6-13　十二指肠憩室,X 线气钡双重造影表现

2. 内镜　纤维十二指肠镜检查除可发现憩室的开口外还可了解憩室与十二指肠乳头的关系,为决定手术方案提供依据(图 6-14)。

3. 胆道造影　可利用静脉胆道造影、经皮经肝穿刺胆道造影(PTC)、经十二指肠镜逆行胆道造影(ERCP)等方法检查,以了解憩室与胆管及胰管之间的关系,对外科治疗方法的选择有参考意义。

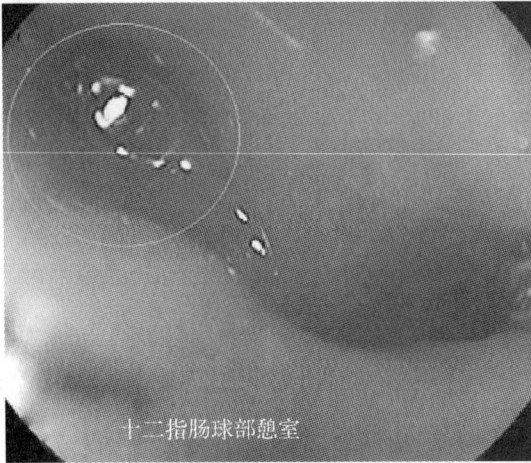

图 6-14　十二指肠憩室,纤维十二指肠镜下表现

（图中标注：十二指肠球部憩室）

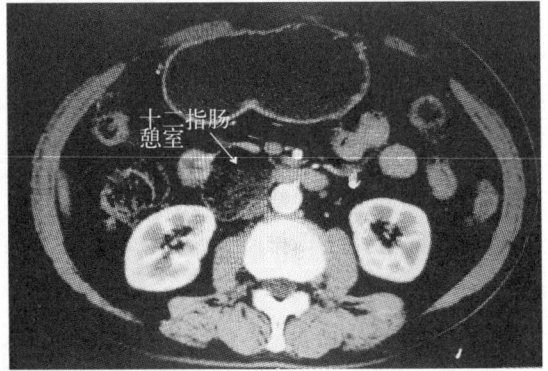

图 6-15　十二指肠憩室,CT 下表现

（图中标注：十二指肠憩室）

4.CT　憩室通常表现为突出于十二指肠肠壁之外的圆形或卵圆形囊袋状影,浆膜面轮廓光滑。由于憩室多由一窄颈与肠腔相连,CT 除可显示进入其内的阳性造影剂影外,常可见其内含有气体影。需要注意的是,当位于十二指肠降段内侧憩室内进入造影剂时,有可能被误认为胆总管下端结石(图 6-15)。

【治疗】

本病无明显症状者不需治疗。有憩室炎症状可行抗炎制酸、解痉等治疗。手术适应证为:内科治疗无效的憩室炎;有穿孔、出血或憩室内肠石形成;因憩室引发胆管炎、胰腺炎等。常用的术式有憩室切除术、憩室内翻缝合术及消化道转流手术,同时存在多个憩室,或乳头旁憩室切除困难者,常用毕Ⅱ式胃大部切除术。

第七节　十二指肠淤滞症

十二指肠淤滞症主要是由于 Treitz 韧带短,十二指肠位置较高,肠系膜上动脉根部淋巴结肿大,或肠系膜纤维组织增生肥厚粘连,或内脏下垂牵拉肠系膜等原因所引起的肠系膜上动脉压迫十二指肠横部造成十二指肠梗阻,故又称肠系膜上动脉压迫综合征。多发生于瘦长体型的中、青年女性。

【临床表现】

可发生于任何年龄,但以消瘦的中青年女性或长期卧床者多见。呈慢性间歇性发病,持续数天后可自行缓解,也偶见急性发病者。主要的临床表现为十二指肠梗阻的表现,进食后上腹部饱胀、疼痛,随后出现恶心呕吐,呕吐量较大,类似于幽门梗阻,本病突出的特点为症状与体位有关,仰卧位时由于向后压迫症状加重,而俯卧位,膝胸位,左侧位时可使症状缓解。梗阻严重时可伴有脱水和电解质失衡。反复发作患者可有消瘦、贫血等营养不良表现,还有一部分患者出现神经官能症表现。

【影像学检查】

1.X 线　肠道 X 线造影在缓解期多无异常发现,在发作期可见十二指肠压迫征象,于第三段(水平段)的中心处呈纵形刀样阻断或呈瀑布状下落,钡剂通过缓慢,可在十二指肠停留 6 小时以上,近端有肠管扩张,并与体位改变有关,20% 的患者可伴有胃扩张(图 6-16)。

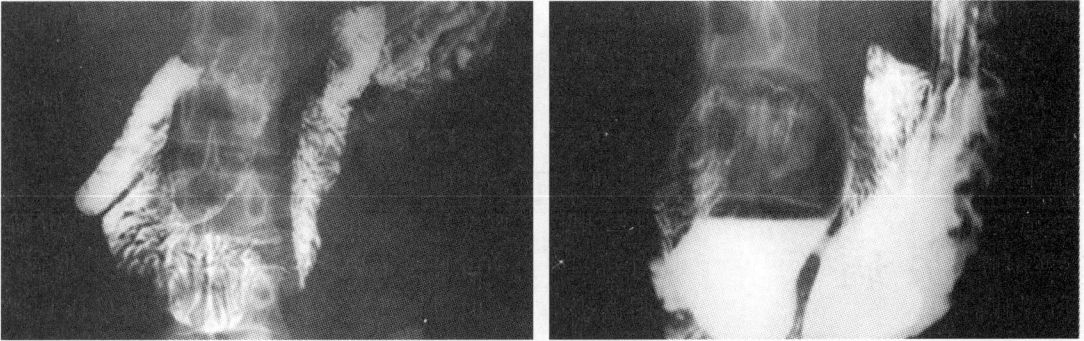

图 6-16 十二指肠淤滞症,造影显示钡剂滞留

2. B 超 有学者认为定时超声显像有较高的诊断价值,并提出诊断标准:①饮水后肠系膜上动脉和主动脉间夹角内,十二指肠横段肠管在蠕动时的最大宽度<10mm。②十二指肠降段扩张,内径>30mm。③B 超显示"斗形"或"葫芦形"图像。④主动脉与肠系膜上动脉夹角<13°。

【治疗】

治疗取决于病因与梗阻程度。症状轻微者应控制饮食、卧床休息,最好采用俯卧位、侧卧位,恶心呕吐明显者静脉补充液体及电解质,经对症处理多数患者可逐渐缓解症状。如因石膏固定后脊柱过伸引起的,可去除石膏。梗阻发作时需禁食、胃肠减压、纠正水电解质平衡和肠外营养支持。也可留置鼻空肠管在透视下推送过梗阻点,行肠内营养支持。缓解期宜少量多餐,以易消化食物为主,餐后侧卧或俯卧位可预防发作。经内科治疗无效时可行十二指肠空肠侧侧吻合术或 Treitz 韧带松解术,手术效果较好。

第7章

小肠疾病

第一节 概　　述

【解剖】

小肠分十二指肠、空肠和回肠三部分,十二指肠起自胃幽门,回肠末端连接盲肠,并具有回盲瓣。在正常人体内成人小肠全长 3~5.5m,但个体差异甚大。十二指肠长 25~30cm,空肠与回肠间并无明确的解剖标志,小肠上段 2/5 为空肠,下段 3/5 为回肠。十二指肠和空肠交界处为十二指肠悬韧带(Treitz 韧带)所固定。空肠和回肠全部在腹腔内,活动性甚大,仅通过小肠系膜从左上向右下附着于腹后壁。空肠黏膜有高而密的环状皱襞,越向下则皱襞越低而稀,至回肠远端常消失,故肠壁由上而下逐渐变薄。另外,肠管也逐渐变细。空肠黏膜下有散在性孤立淋巴小结,至回肠则有许多淋巴集结(Peyer 集结)。小肠淋巴管起始于黏膜绒毛中央的乳糜管,淋巴液汇集于肠系膜根部的淋巴结,再经肠系膜上动脉周围淋巴结,腹主动脉前的腹腔淋巴结至乳糜池。小肠接受交感和副交感神经支配。来自腹腔神经丛和肠系膜上神经丛的交感神经节后纤维和迷走神经的节前纤维,沿肠系膜血管分布至肠壁。交感神经兴奋使小肠蠕动减弱,血管收缩,迷走神经兴奋使肠蠕动和肠腺分泌增加。小肠的痛觉由内脏神经的传入纤维传导。

【生理功能】

小肠是食物消化和吸收的主要部位。除了来自肝和胰腺的消化液外,小肠黏膜分泌含有多种酶的碱性肠液。食糜在小肠内经消化分解为葡萄糖、半乳糖、果糖、氨基酸、脂肪酸、单酸甘油醋后,即由小肠黏膜吸收。水、电解质则主要在小肠吸收。此外,还有某些微量物质如铜、铁、维生素 B 等,以及包括胃肠道分泌液和脱落的胃肠道上皮细胞的成分所构成的大量内源性物质。男性成人这些内源性物质的液体量估计每天达 8000ml 左右,再加每天摄入的水分约 2000ml,而仅 500ml 左右进入结肠,因此在小肠疾病如肠梗阻或肠瘘发生时,可引起严重的营养障碍和水、电解质平衡失调。小肠还分泌多种胃肠激素如肠促胰泌素、肠高糖素、生长抑素、肠抑胃肽、胃动素、胆囊收缩素、血管活性肠多肽、胃泌素、脑啡肽、神经降压素等。小肠具有丰富的肠淋巴组织,有重要免疫功能,包括抗体介导和细胞介导的免疫防御反应。肠固有层的浆细胞分泌 IgA、IgM、IgE 和 IgG 等多种免疫球蛋白。

【体格检查】

触诊是用医生手指或触觉来进行体格检查的方法。触诊时必须紧密结合解剖部位及脏器、组织间的关系进行分析才有诊断价值。触诊可用于检查身体任何部位,在腹部检查时尤为重要,患者取平卧位,双下肢屈曲,使腹肌放松后进行触诊。可取右侧卧位触诊脾脏;取直立位,上身稍前倾来触及肾脏。触诊时,检查者应以整个手掌平放在患者腹部,手应温暖,动作要轻。手过凉或用力过大过猛,可造成腹肌紧张,使触诊检查不能顺利进行。

触诊应先从正常部位开始,逐渐移向病变区域,最后检查病变部位,检查压痛及反跳痛要放在最后进行。一般常规体检先从左下腹开始,循逆时针方向,由下而上,先左后右,由浅入深,将腹部各区仔细进行触诊,并注意比较病变区与健康部位。触诊前应教会患者进行深而均匀的腹式呼吸。检查时要注意患者的表情,尤其是检查压痛、反跳痛等。

常用触诊的方法包括①直接触诊法:以手掌或手指直接轻置于体表被查部位,以感触被检查部位的温度高低、有无细震颤或搏动感等,主要用于体表检查。②浅部触诊法:将右手放在被检查部位,以掌指关节和腕关节的运动,进行滑动按摸以触知被检查部位有无触痛或异常感觉。常用于检查皮下结节、肌肉中的包块、关节腔积液、肿大的表浅淋巴结、胸腹壁的病变等。检查时除注意手法轻柔外还应观察有无压痛、抵抗感及搏动,如有肿块应注意其大小及与邻近脏器之间的关系等。③深部触诊法:运用一手或双手重叠在被检查部位逐渐加压向深层触摸,借以了解被检查部位深部组织及脏器状况。常用于腹部检查,了解腹腔及盆腔脏器的病变。

按检查目的和要求还采用以下特殊手法。①滑行触诊法:被检查者应平卧屈膝、放松腹肌平静呼吸,医师以手掌置于腹壁,利用食、中、环指的掌指运动,向腹部位深层滑动触摸,对被触及的脏器或肿块应做上下左右滑动触摸了解其形态、大小及硬度等。此法常用于检查胃肠道病变及腹部包块。②深插触诊法:以1~3个手指逐渐用力深插被检查

部位,以了解有无局限触痛点及反跳痛。③双手触诊法:用左手置于被检查部位的背面(腰部)或腔内(阴道、肛门)右手置于腹部进行触摸。可用于检查肝、脾、肾、子宫等脏器。④冲击触诊:用3~4个并拢的指端,稍用力急促地反复向下冲击被检查局部,通过指端以感触有无浮动的肿块或脏器。此法用于有大量腹水且伴有脏器肿大或肿块的患者。因急促冲击下触诊可使腹水暂时移开而较易触知腹水的脏器或肿块。

【检查内容】

1. 腹壁紧张度　正常人腹壁柔软无抵抗。在某些病理情况下可使全腹或局部紧张度增加、减弱或消失。

如腹壁紧张度增加,按压腹壁时,阻力较大,有明显抵抗感。如腹腔内有急性炎症,刺激腹膜引起反射性腹肌痉挛,使腹壁变硬称腹肌紧张。腹肌紧张可分弥漫性和局限性。弥漫性腹肌紧张多见于胃肠道穿孔或实质脏器破裂所致的急性弥漫性腹膜炎,此时腹壁常强直,硬如木板,称板状腹。局限性腹肌紧张多系局限性腹膜炎所致,如右下腹壁紧张多见于急性阑尾炎。腹膜慢性炎症,使腹膜增厚,全腹紧张,触诊有时如揉面团一样,称揉面感,常见于结核性腹膜炎、癌肿的腹膜转移。腹腔容量增大时,不引起腹痛,而炎症所致者多引起腹痛。腹肌紧张虽然是诊断腹膜炎的重要体征,但小儿腹部触诊时因患儿恐惧可使腹壁反应敏感,而年老体弱、腹肌发育不良者,当腹腔内有炎症时,可使腹壁反应迟钝,故在判断时应注意。

如腹壁紧张度减低,按压腹壁时,感到腹壁松软无力,多为腹肌张力降低或消失所致。全腹紧张度减低,见于慢性消耗性疾病或刚放出大量腹水者,也可见于身体瘦弱的老年人和经产妇。全腹紧张度消失,见于脊髓损伤所致腹肌瘫痪和重症肌无力等。

2. 压痛及反跳痛　正常腹部在触诊时一般不引起疼痛,如由浅入深按压发生疼痛,

称为压痛。出现压痛的部位多表示所在内脏器官或腹膜有病变存在,如炎症、结核、结石、肿瘤病变引起。压痛可分为广泛性和局限性。广泛性压痛见于弥漫性腹膜炎,局限性压痛见于局限性腹膜炎或局部脏器的病变。若压痛局限于一点时,称为压痛点,明确而固定的压痛点,是诊断某些疾病的重要依据。如麦氏点(右髂前上棘与脐连线中外 1/3 交界处)压痛多考虑阑尾炎;胆囊区(右腹直肌外缘与肋弓交界处)压痛考虑胆囊病变。用 1~2 个手指逐渐用力压迫腹部某一局限部位后,手指可于原处稍停片刻,给患者有短暂的适应时间,然后迅速将手抬起,如此时患者感觉腹痛加重,并有痛苦表情,称为反跳痛,表示炎症已波及腹膜壁层。临床上把腹肌紧张、压痛及反跳痛称为腹膜刺激征,是急性腹膜炎的可靠体征。

3. 腹部包块 腹腔内脏器的肿大、异位、肿瘤囊肿或脓肿、炎性组织粘连或肿大的淋巴结等,均可形成包块。如触及包块要鉴别其来源于何脏器,是炎症性还是非炎症性,是实质性还是囊性,是良性还是恶性,在腹腔内还是在腹壁上,左下腹包块要注意与粪块鉴别。因此,触诊腹部包块时必须注意下列各点。

(1)位置:可根据腹部分区推测包块可能来源于哪个脏器,如右腰部触及包块,考虑为右肾下极或升结肠肿块,但也可能为转移性肿瘤,其原发病灶在远处。带蒂的包块或肠系膜、大网膜的包块位置多变。肠管分布区的较大包块,若不伴有肠梗阻现象,多来源于肠系膜、大网膜、腹膜或腹膜后的脏器。

(2)大小:凡触及包块均要用测量其上下(纵长)、左右(横径),其大小以厘米记录。明确体积便于动态观察。也可用实物比拟其大小,如鸡蛋、拳头、核桃、黄豆等。如包块大小变异不定,甚至消失,则可能是痉挛的肠曲引起。

(3)深浅:腹膜前包块,一般较易触及,腹膜后包块,由于部位较深,若非明显肿大,不易触及,浅部包块要区别于腹壁肿块,可用抬头试验来鉴别。

(4)形态:要摸清包块的形状如何,轮廓是否清楚,表面是否光滑,有无结节,边缘是否规则,是否有切迹等。如触及表面光滑的圆形包块,多提示为膨胀的空腔脏器或良性肿物;触及形态不规则,且表面呈结节形状或凸凹不平,多考虑恶性肿瘤、炎性肿物或结核包块;条索状或管状肿物,且形态多变者,多为蛔虫团或肠套叠;肿大的脾脏内侧可有明显的切迹。

(5)硬度:包块的质地可区别肿块是囊性的或实质性的。若为囊性包块,其质地柔软,见于囊肿、脓肿、多囊肾等。若为实质性包块,其质地柔软、中等硬或坚硬,见于肿瘤、炎性或结核浸润块,坚硬包块多为癌肿,如肝癌、胃癌。

(6)压痛:炎症性包块及部分肿瘤有明显压痛,无压痛的包块多系囊肿。

活动度如包块随着呼吸上下移动,多为肝、脾、肾、胆等来源,如包块随体位移动或能用手推动者,可能来自胃、肠或肠系膜,移动范围较广且距离较大,见于带蒂的肿物、游走脾、游走肾等。腹腔后肿瘤及炎症性肿块一般无移动性。

【影像学检查】

1. X 线 小肠钡剂造影可显示小肠疾病的部位、范围等,但阳性率较低。气钡双重造影法,特别是插管法小肠气钡双重造影,使对小肠出血性病变的诊断率提高 10%~25%。小肠钡剂造影对血管性病变几乎没有任何诊断作用。

2. 放射性核素显像 放射性核素显像为非创伤性检查,主要用于小肠出血的定位,其敏感性强于血管造影。其小肠活动性出血诊断阳性率为 40%~50%,但有时会出现假阳性。

3. 血管造影检查 小肠疾病尤其是消

化道出血时选择血管造影检查。此方法是一种有效的诊治方法,只要看到造影剂外渗即可做出明确诊断,检查时可同时进行栓塞治疗。但此项检查受失血速度和检查时机影响,必须在出血活动期将造影剂注入出血部位的供血动脉才能成功。

4. 胶囊内镜 胶囊内镜的问世,为小肠疾病的诊断带来了一次革新。胶囊内镜只有曲别针样大小,检查时患者只需像吞服药物胶囊一样吞服胶囊内镜,穿着数据记录仪背心。吞服胶囊后,经医生检测确认胶囊进入小肠后即可离开医院。整个检查过程需要8～10小时,检查后胶囊从肛门自行排出。胶囊内镜具有安全、无创、依从性好等特点,但其也具有不能进行病理检查和内镜下治疗

的缺点。

5. 双气囊内镜 双气囊内镜可弥补胶囊内镜的缺点,进一步提高了小肠疾病的确诊率,对小肠出血、小肠梗阻和不明原因腹痛的确诊率较高,目前是小肠疾病诊断的金标准。缺点是检查时间长,患者痛苦较大。鉴于双气囊内镜操作较费时,对操作者技术要求高,有一定的操作风险,在国内尚未完全普及。

6. CT仿真内镜 利用螺旋CT薄层无间隔扫描和计算机三维重建,即可获得类似内镜的动态重建图像。其局限性是不能观察黏膜颜色变化,对浅表细微结构变化不能分辨,不能进行活检及镜下治疗。

第二节 肠 结 核

肠结核是结核杆菌侵犯肠道引起的慢性特异性感染。外科所见的肠结核多为因病变引起肠狭窄、炎性肿块和肠穿孔而需要手术治疗的患者。肠结核多继发于肺结核,好发部位为回肠末端和回盲部。由于结核杆菌毒力、数量和人体对其免疫反应程度的不同,在病理形态上可表现为溃疡型和增生型两类,也可以两种病变并存。

【临床表现】

本病多见于20—40岁的青年及中年。患者常有体弱、消瘦、午后低热、盗汗、食欲缺乏等结核病的全身症状。但增生型肠结核患者则全身症状常较轻。溃疡型肠结核的主要症状为慢性腹部隐痛或痉挛性绞痛,以右下腹及脐周围为著,常于进食后加重,排便后减轻。腹泻便稀多见,偶有以便秘为主或腹泻和便秘交替出现,除非病变侵犯结肠,一般粪便不带黏液和脓血。腹部检查右下腹有轻度

压痛,肠鸣音活跃。当病变发展到肠管环形瘢痕狭窄或为增生型肠结核时,则主要表现为低位部分肠梗阻症状。腹部检查常可于右下腹触及固定的肿块,有轻度压痛。发生慢性肠穿孔时常形成腹腔局限脓肿,表现为发热、腹痛加重和腹部出现明显压痛的肿块,脓肿穿破腹壁可形成肠外瘘。

【影像学检查】

X线钡餐或钡剂灌肠检查,对诊断具有重要意义。纤维结肠镜检查可查见结肠乃至回肠末端的病变,并可做活组织检查,以确定诊断。对于痰结核菌阴性的患者,如果粪便浓缩找到结核菌阳性,则有诊断意义。

【治疗】

治疗肠结核主要采用内科抗结核治疗和支持疗法。对于有空洞或开放性肺结核患者,需经彻底治疗,待排菌停止,才能使肠道不再继续受到感染。

第三节　伤寒肠穿孔

穿孔是伤寒病的严重并发症之一,病死率较高。肠伤寒病变主要位于回肠末段,病变肠段的淋巴集结发生坏死,黏膜脱落形成溃疡多在病程的第2～3周,所以,并发肠穿孔也多在此期间发生。肠的穿孔发生在距回盲瓣50cm以内,多为单发,多发穿孔占10%～20%。

【临床表现】

已经确诊为伤寒病的患者,突然发生右下腹痛,短时间内扩散至全腹,并伴有明显腹部压痛、肠鸣音消失等腹膜炎征象,X线腹部透视或拍片发现气腹,诊断多不困难。全身反应常表现为体温初降后升和脉率增快,白细胞计数在原来的基础上有升高,这就不同于一般没有并发症的伤寒患者。由于伤寒患者常有体弱、腹胀,所以腹肌紧张往往不明显,对腹部叩诊肝浊音界缩小和消失也不易正确评价,因此易造成误诊。部分患者在穿孔发生前可先有腹泻、腹胀、肠出血等表现,或有饮食不调和误用泻剂等诱因。

【治疗】

伤寒肠穿孔确诊后应及时手术治疗。一般采用右下腹切口,原则是施行穿孔缝合术。如穿孔过大,其周围肠壁水肿严重,可做近端回肠插管造口,以保证穿孔缝合处愈合。但是,对术中发现肠壁很薄接近穿孔的其他病变处,也应做浆肌层缝合,以防术后发生新的穿孔。

第四节　克罗恩病

克罗恩病的病因迄今未肯定。发病以年轻者居多,女性多于男性。此病多见于美国、西欧和东北欧,我国少见。克罗恩病可侵及胃肠道的任何部位,最多见于回肠末段,故又称"末端回肠炎",可同时累及小肠、结肠,病变局限在结肠者较少见,直肠受累者则不及半数。病变可局限于肠管的一处或多处,呈节段性分布。炎症波及肠壁各层,浆膜面充血水肿、纤维素渗出,病变黏膜增厚,可见裂沟状深溃疡,黏膜水肿突出表面呈卵石路面状,肠壁增厚,肉芽肿形成,可使肠腔变窄,受累肠系膜也有水肿、增厚和淋巴结炎性肿大,病变肠袢间及与周围组织、器官常粘连,或因溃疡穿透而形成内瘘、外瘘。

【临床表现】

临床表现与发病急缓,病变部位和范围及有无并发症有关。一般起病常较缓慢,病史多较长。主要症状为腹泻、腹痛、低热、体重下降等。大便隐血可呈阳性,一般无便血。腹痛常位于右下腹或脐周,一般为痉挛性痛,多不严重,常伴局部轻压痛。当有慢性溃疡穿透、肠内瘘和粘连形成时,可出现腹内包块。部分患者出现肠梗阻症状,但多为不完全性。

【影像学检查】

X线钡餐检查可显示回肠末段肠腔狭窄、管壁僵硬,黏膜皱襞消失,呈线样征等,纤维结肠镜检查有助于确诊。

【治疗】

克罗恩病一般采用内科治疗。手术适应证为肠梗阻、狭窄,慢性肠穿孔后形成腹腔脓肿,肠内瘘或肠外瘘,长期持续出血,以及诊断上难以排除癌肿及结核者。

第五节　急性出血性肠炎

急性出血性肠炎是一种好发于小肠的局限性急性出血。常发病于夏秋季,可有不洁饮食史,以儿童及青少年居多。

【临床表现】

起病急骤,表现为急性腹痛,多由脐周或上中腹开始,疼痛性质为阵发性绞痛,或者呈持续性疼痛伴有阵发性加剧。有发热、恶心、呕吐、腹泻和腥臭血便。腹部检查有不同程度的腹胀、腹肌紧张、压痛,肠鸣音一般减弱。

肠管明显坏死时,全身中毒症状、腹膜炎和肠梗阻症状加重,严重的患者往往出现休克。

【治疗】

本病一般采用非手术治疗。主要是包括禁食,胃肠减压,加强全身支持疗法,纠正水、电解质紊乱,抗休克治疗,应用广谱抗生素、甲硝唑等以控制肠道细菌特别是厌氧菌的生长。

第六节　肠　梗　阻

肠内容物不能正常运行、顺利通过肠道,称为肠梗阻,是外科常见的病症。肠梗阻不但可引起肠管本身解剖与功能上的改变,而且可导致全身性生理紊乱,临床病象复杂多变。肠梗阻按发生的基本原因可以分为三类。①机械性肠梗阻:由于各种原因引起肠腔变狭窄,使肠内容物通过发生障碍。②动力性肠梗阻:由于神经反射或毒素刺激引起肠壁肌功能紊乱,使肠蠕动丧失或肠管痉挛,以致肠内容物不能正常运行,但无器质性的肠腔狭窄。③血运性肠梗阻是由于肠系膜血管栓塞或血栓形成,使肠管血运障碍,继而发生肠麻痹而使肠内容物不能运行。

【临床表现】

尽管由于肠梗阻的原因、部位、病变程度、发病急慢的不同,可有不同的临床表现,但肠内容物不能顺利通过肠腔则是一致具有的,其共同表现是腹痛、呕吐、腹胀及停止自肛门排气排便。

【体格检查】

腹部视诊:机械性肠梗阻常可见肠型和蠕动波,肠扭转时腹胀多不对称,麻痹性肠梗阻则腹胀均匀。触诊:单纯性肠梗阻因肠管膨胀,可有轻度压痛,但无腹膜刺激征。绞窄

性肠梗阻时,可有固定压痛和腹膜刺激征。压痛的包块,常为受绞窄的肠袢。肿瘤或蛔虫肠梗阻时,有时可在腹部触及包块或条索状团块。叩诊:绞窄性肠梗阻时,腹腔有渗液,移动性浊音可呈阳性。听诊:肠鸣音亢进,有气过水声或金属音,为机械性肠梗阻表现。麻痹性肠梗阻时,则肠鸣音减弱或消失。

【影像学检查】

X线检查:一般在肠梗阻发生 4～6 小时,X 线检查即显示出肠腔内气体;立位或侧卧位透视或拍片,可见多数液平面及胀气肠袢。但无上述征象,也不能排除肠梗阻的可能。由于肠梗阻的部位不同,X 线表现也各有其特点:如空肠黏膜环状皱襞可显示"鱼肋骨刺"状,回肠黏膜则无此表现,结肠胀气位于腹部周边,显示结肠袋形。当怀疑肠套叠、乙状结肠扭转或结肠肿瘤时,可做钡剂灌肠或 CT 检查协助诊断。

【实验室检查】

单纯性肠梗阻的早期,变化不明显。随着病情的发展,血红蛋白值及血细胞比容可因缺水、血液浓缩而升高。尿比重也增高。

【治疗】

肠梗阻的治疗原则是矫正因肠梗阻所引

起的全身生理紊乱和解除梗阻。具体治疗方法要根据肠梗阻的类型、部位和患者的全身情况而定。

【典型病例】

患者,男,25 岁,腹痛 2 天入院。患者于 48 小时前突然发作全腹痛,以右下腹更明显,为阵发性绞痛,伴有肠鸣,多次呕吐,开始为绿色物,以后呕吐物有粪臭味。2 天来未进食,亦未排便排气,尿少,不觉发热。3 年前曾做过阑尾切除术。查体:急性病容,神志清楚,体温 37.5℃,脉搏每分钟 122 次,血压 100/60mmHg,皮肤无黄染,干燥,弹性差。心肺正常,腹膨隆,未见肠形,全腹触诊柔软,广泛轻压痛,无反跳痛,未触及肿块,肝脾不大,肠鸣音高亢,有气过水音。辅助检查:血红蛋白 160g/L,白细胞 10.6×10^9/L,尿常规阴性。腹部透视有多个液平面。

治疗方案:给予禁食、胃肠减压,抗感染治疗,补液、支持治疗输液,纠正脱水及电解质紊乱。经过非手术治疗后患者病情好转。

第七节 肠系膜血管缺血性疾病

随着人口老龄化的加剧,肠系膜血管缺血性疾病已不少见。其中以发生于肠系膜动脉,特别肠系膜上动脉者多于肠系膜静脉。因肠系膜血管急性血循环障碍,导致肠管缺血坏死,临床上表现为血性肠梗阻。

【临床表现】

根据肠系膜血管阻塞的性质、部位、范围和发生的缓急,临床表现各有差别。一般阻塞发生过程越急,范围越广,表现越严重。动脉阻塞的病情又较静脉阻塞急而严重。肠系膜上动脉栓塞和血栓形成的临床表现大致相仿。一般发病急骤,早期表现为突然发生剧烈的腹部绞痛,恶心呕吐及腹泻。腹部平坦、柔软,可有轻度压痛,肠鸣音活跃或正常。其特点是严重的症状与轻微的体征不相称。全身改变也不明显,但如血管闭塞范围广泛,也可较早出现休克。随着肠坏死和腹膜炎的发展,腹胀渐趋明显,肠鸣音消失,出现腹部压痛、腹肌紧张等腹膜刺激征。呕吐物可为暗红色血性液体,或出现血便,腹腔穿刺抽出液也为血性。血象多表现血液浓缩,白细胞计数在病程早期便可明显升高,常达 20×10^9/L 以上。

【影像学检查】

腹部 X 线片显示受累小肠、结肠轻度或中度扩张胀气,晚期由于肠腔和腹腔内大量积液,X 线片显示腹部普遍密度增高。选择性动脉造影对诊断有重要意义,早期可有助于鉴别血管栓塞、血栓形成或痉挛,并可同时给予血管扩张药等治疗。

【治疗】

本病的治疗包括支持疗法和手术治疗。肠系膜上动脉栓塞可行取栓术。血栓形成则可行血栓内膜切除或肠系膜上动脉-腹主动脉"搭桥"手术。如果已有肠坏死,应做肠切除术。

【典型病例】

患者,男,78 岁。早餐后上腹部及脐周绞痛伴呕吐 2 小时入院。既往有冠心病、心梗病史。查体:体温 37.3℃,脉搏每分钟 115 次,血压 82/60mmHg,面色苍白,大汗淋漓,全腹膨隆,右下腹压痛,肠鸣音消失。腹部 X 线片:肠道可见中度扩张充气。实验室检查:白细胞计数明显升高,D-二聚体明显升高。选择性动脉造影提示:肠系膜上动脉栓塞。

治疗方案:禁食水、补液、支持治疗,给予尿激酶溶栓治疗 6 小时,症状未见缓解,遂行剖腹探查术,术中发现部分肠管缺血坏死,遂行病变肠道切除,端端吻合。

第八节　短肠综合征

短肠综合征是因小肠被广泛切除后,小肠吸收面积不足导致的消化、吸收功能不良的临床综合病征。最常见的病因是肠扭转、肠系膜血管栓塞或血栓形成和克罗恩病行肠切除术所致。其主要临床表现为早期的腹泻和后期的严重营养障碍。

【临床表现】

本病早期的症状是不同程度的水样腹泻,多数患者并不十分严重,少数患者每天排出水量可达 2.5~5.0L,可使患者脱水、血容量下降、电解质紊乱及酸碱平衡失调。数天后腹泻次数逐渐减少,生命体征稳定,胃肠动力开始恢复,但消化吸收功能极差。

【治疗】

由于对短肠综合征代谢变化的充分认识,以及日趋成熟的营养支持治疗和促代偿措施,本病的治疗效果较以往已大为改善。短肠综合征的手术治疗方面,小肠移植术虽被认为是短肠综合征最彻底的治疗方法,但移植术后严重的排斥反应至今尚难克服,故目前还无法广泛用于临床。

第九节　小肠肿瘤

小肠肿瘤的发病率较胃肠道其他部位为低,约占胃肠道肿瘤的 2%。由于小肠肿瘤诊断比较困难,所以容易延误治疗。小肠肿瘤有良性及恶性两类。良性肿瘤较常见的有腺瘤、平滑肌瘤,其他如脂肪瘤、纤维瘤、血管瘤等。恶性肿瘤以恶性淋巴瘤、腺癌、平滑肌肉瘤、类癌等比较多见。

【临床表现】

临床表现很不典型,常表现下列一种或几种症状:①腹痛是最常见的症状,可为隐痛、胀痛乃至剧烈绞痛,当并发肠梗阻时,疼痛尤为剧烈,并可伴有腹泻、食欲缺乏等。②肠道出血常表现为间断发生的柏油样便或血便,或大量出血。有的因长期反复少量出血未被察觉,而表现为慢性贫血。③引起急性梗阻最常见的原因是肠套叠,但绝大多数为慢性复发性。肿瘤引起的肠腔狭窄和压迫邻近肠管也是发生肠梗阻的原因,亦可诱发肠扭转。④腹腔内肿块一般活动度较大,位置多不固定。⑤肠穿孔多见于小肠恶性肿瘤,急性穿孔导致腹膜炎,慢性穿孔则形成肠瘘。⑥类癌大多无症状,小部分患者出现类癌综合征,由于类癌细胞产生的 5-羟色胺和血管舒缓素的激活物质缓激肽所引起,主要表现为阵发性面、颈部和上肢躯体皮肤潮红(毛细血管扩张),腹泻,哮喘和因纤维组织增生而发生心瓣膜病。常因进食、饮酒、情绪激动、按压肿瘤而激发。大多见于类癌伴有肝转移的患者。

【影像学检查】

由于小肠肿瘤的临床症状不典型,并又缺少早期体征和有效的诊断方法,因此容易延误诊断。对具有上述一种或数种表现者,应考虑小肠肿瘤的可能,需做进一步的检查。

1. X 线钡餐检查　对疑有十二指肠的肿瘤,采用弛张性十二指肠钡剂造影。

2. 内镜　纤维十二指肠镜、纤维小肠镜、胶囊内镜检查及选择性动脉造影术,可提高诊断率。

【实验室检查】

由于类癌患者血中 5-羟色胺升高,故对怀疑类癌的病例,测定患者尿中的 5-羟色胺的降解物 5-羟吲哚乙酸(5-HIAA),有助于确定肿瘤的性质。

【治疗】

治疗小的或带蒂的良性肿瘤可连同周围肠壁组织一起做局部切除。较大的或局部多发的肿瘤做部分肠切除吻合术。恶性肿瘤则需连同肠系膜及区域淋巴结做根治性切除术。

第十节　先天性肠疾病

肠闭锁和肠狭窄是肠道的先天性发育畸形,为新生儿时期肠梗阻的常见原因之一。发生部位以空回肠多见,十二指肠次之,结肠最少见。

【临床表现】

无论肠闭锁位置的高低,均为完全性肠梗阻,主要表现为①呕吐:高位闭锁的病儿,出生后首次喂奶即有呕吐,逐渐加重且频繁。呕吐物含哺喂的水、奶和胆汁。回肠和结肠闭锁则呕吐多在生后 2～3 天出现,呕吐物含有胆汁和粪汁,呕吐次数不如高位闭锁频繁。②腹胀:高位闭锁者上腹膨隆,可见胃形,剧烈呕吐后膨隆消失。低位闭锁则表现全腹膨胀、肠鸣音亢进,或可见肠形。③排便情况:病儿生后不排胎粪或仅排出少量灰绿色黏液样物。

【影像学检查】

高位肠闭锁在腹部 X 线片上,可见上腹部有数个液平面,而其他肠腔内无空气。低位肠闭锁则可见多数扩大肠曲与液平面,钡灌肠可见结肠瘪细。肠狭窄则可借助钡餐检查,并确定其狭窄部位。

【治疗】

肠闭锁确诊后,应在纠正水、电解质紊乱及酸碱平衡失调后,立即手术治疗。

第8章

阑尾疾病

第一节　急性阑尾炎

急性阑尾炎是急腹症中一种常见病,也是外科领域的常见病、多发病。及时治疗,预后良好。如延误诊断或不合理治疗,也会发生严重并发症甚至死亡。目前国内尚缺乏大宗病例统计,但因阑尾炎的诊治而发生的医疗纠纷不在少数,有资料统计显示:1987—1996 年 117 424 例手术,患者中位年龄为 23 岁,男女分别占 50.7% 和 49.3%,80.9% 的病例出院诊断为阑尾炎,其余为非外科性腹痛和淋巴结炎。20.2% 的病例为阑尾穿孔。术后 30 天内共死亡 287 例,占总数的 0.24%,占每 10 万人口中的 0.2%。在瑞典,每 1000 例阑尾切除的患者中,病死率为 2.44%。与年龄明显相关,0—9 岁为 0.31%,20—29 岁降至 0.07%。以后随着年龄的增长而渐增,至 90—99 岁高达 164 例,老年组患者的死亡原因多为心血管疾病(占 25.8%),穿孔性阑尾炎次之(占 19.9%),非穿孔性阑尾炎为 14.3%,合并肿瘤者占 12.9%。国内急性阑尾炎的年龄以 20—39 岁组多见。小儿不易配合和表达,易发生误诊,老年人反应差,合并症多,病死率高,不可忽视。

【临床表现】

1. **右下腹疼痛**　是急性阑尾炎最常见的重要体征,压痛点多位于麦氏点(McBur-

ney 点,图 8-1 中 a 点),除此之外,常见的压痛点还有两侧髂前上棘连线的右 1/3 处(Lanz 点,图 8-1 中 b 点)。或在右髂前上棘与脐连线于腹直肌外侧缘的交汇点(Morris 点,图 8-1 中 c 点)。压痛部位可随阑尾的位置变异而改变,但压痛点始终在一个固定的位置上。发病早期腹痛尚未转移至右下腹时,右下腹便可出现固定压痛。压痛的程度与病变的程度相关。老年人对压痛的反应程度较轻。当炎症加重时,压痛的范围也随之扩大。当阑尾穿孔时,疼痛和压痛的范围可波及全腹。但此时仍以阑尾所在位置压痛最明显。可用叩诊来检查,更为准确。也可嘱患者左侧卧位,查体效果会更好。

2. **腹膜刺激征**　压痛,反跳痛(Blumberg 征)、腹肌紧张、肠鸣音减弱或消失等,是壁层腹膜受炎症刺激时出现的防卫性反应。一般而言,腹膜刺激征的范围及严重程度与阑尾病变的程度相平行。急性阑尾炎早期或病情较轻时可无腹膜刺激征;腹膜刺激征仅限于右下腹时提示阑尾炎症加重,出现化脓、坏疽或穿孔等病理改变。腹膜刺激征范围扩大,说明局部腹腔内有较多渗出,或阑尾穿孔已导致急性弥漫性腹膜炎,但在小儿、老人、肥胖、孕妇,虚弱或者盲肠后位阑尾时

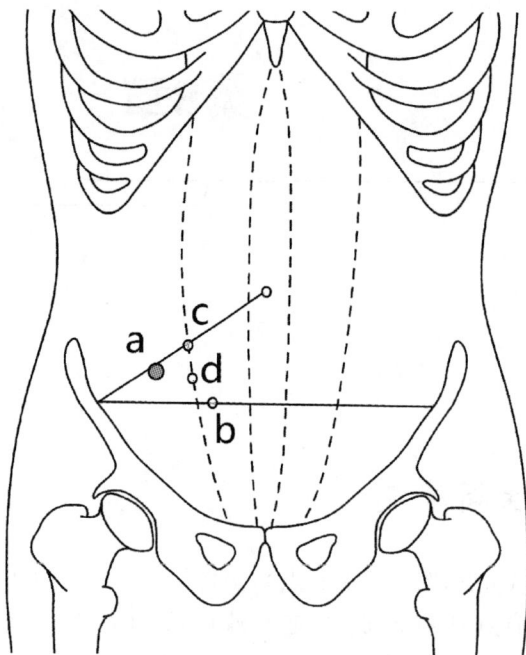

图 8-1 急性阑尾炎常见压痛点

腹膜刺激征可不明显。

3. **右下腹肿块** 如查体发现右下腹饱满,可触及一压痛性肿块,边界不清,固定,应考虑阑尾周围脓肿可能。

【影像学检查】

腹部 X 线片可见盲肠扩张及液气平,偶可见钙化的粪石和异物影,可帮助诊断。B超有时可发现肿大的阑尾或脓肿,诊断困难或特别困难时可行 CT 或螺旋 CT 检查。也有学者将腹腔镜或后穹窿镜检查用于诊断急性阑尾炎,确诊后可同时做阑尾切除术。

【实验室检查】

大多数急性阑尾炎的白细胞计数和中性粒细胞百分比增高,白细胞计数增高到(10~20)×10^9/L,可发生核左移,部分患者白细胞可无明显升高,多见于急性单纯性阑尾炎和老年阑尾炎。尿液检查一般无阳性发现,如尿中出现少量红细胞,说明阑尾与输尿管或膀胱相靠近。血清淀粉酶和脂肪酶的测定以排除急性胰腺炎。行 β-HCG 测定以排除异位妊娠。

【病理分型】

1. **急性单纯性阑尾炎** 属轻型阑尾炎或病变早期,病变多只限于黏膜和黏膜下层。阑尾外观轻度肿胀,浆膜充血并失去正常光泽,表面有少量纤维素状渗出物。镜下,阑尾各层均有水肿和中性粒细胞浸润,黏膜表面有小溃疡和出血点。临床症状和体征较轻。

2. **急性化脓性阑尾炎** 又称为急性蜂窝织炎性阑尾炎,由单纯性阑尾炎发展而来,阑尾肿胀明显,浆膜高度充血,表面覆以纤维素性渗出物。镜下,阑尾黏膜溃疡面加大,并深达肌层和浆膜层,管壁各层有小脓肿形成,腔内亦有积脓。阑尾周围腹腔内有稀薄脓性液体。形成局限性腹膜炎。临床症状和体征较重。

3. **坏疽性及穿孔性阑尾炎** 是一种重型阑尾炎,在儿童和老年人多见。阑尾管壁坏死或部分坏死,呈暗紫色或黑色,阑尾腔内积脓,压力升高,阑尾壁血液循环障碍。穿孔部位多在阑尾根部或近端,穿孔如未被包裹,炎症扩散,可引起急性弥漫性腹膜炎。

【治疗】

原则上急性阑尾炎诊断明确,都应采用阑尾切除手术治疗。

但因患者全身情况或客观条件不允许,也可先采取非手术治疗,延缓手术。若急性阑尾炎已合并局限性腹膜炎,形成炎性肿块,也应采用非手术治疗,使炎性肿块吸收,再考虑择期阑尾切除。

【典型病例】

患者,男,31 岁。转移性右下腹痛伴恶心、呕吐、发热 1 天。查体:体温 38.7℃。右下腹轻压痛、反跳痛、肌紧张。听诊肠鸣音活跃。实验室检查:白细胞数量明显升高,中性粒细胞比例升高,尿常规未见明显异常。超声提示:阑尾直径 8mm,管壁充血水肿。诊断:急性阑尾炎。

治疗方案:禁食水、补液、支持治疗,急诊行阑尾切除术。

第二节　慢性阑尾炎

大多数慢性阑尾炎由急性阑尾炎发展而来,少数也可开始即呈慢性过程。主要病变为阑尾壁不同程度的纤维化及慢性炎性细胞浸润。此外,阑尾因纤维组织增生,脂肪增多,管壁增厚,管腔狭窄、不规则,进而闭塞。这些病变妨碍了阑尾的排空,压迫阑尾壁内神经而产生疼痛症状。多数慢性阑尾炎患者的阑尾中有粪石,或阑尾粘连,淋巴滤泡细胞过度增生,使管腔狭窄。

【临床表现】

阑尾部位的局限性压痛,这种压痛经常存在,位置也较固定。左侧卧位体检时,部分患者在右下腹可扪及阑尾条索。

【辅助检查】

X线钡剂灌肠透视检查可见阑尾不充盈或充盈不全,阑尾腔不规则,72小时后复查。阑尾腔内仍有钡剂残留,即可诊断慢性阑尾炎。

【治疗】

本病手术治疗是唯一有效的方法。慢性阑尾炎一旦确诊,治疗原则应选择手术,特别是有急性发作史的患者,更应及时手术。

第三节　特殊类型阑尾炎

成年人的急性阑尾炎诊断多无困难,早期治疗的效果非常好。如果遇到婴幼儿、老年人及妊娠妇女患急性阑尾炎时,诊断和治疗均较困难,需要格外重视。

1. 新生儿急性阑尾炎　新生儿阑尾呈漏斗状,不易发生由淋巴滤泡或粪石所致的阑尾管腔堵塞。因此,新生儿急性阑尾炎很少见。由于新生儿不能提供病史,尤其早期临床表现又无特殊性,仅有厌食、恶心、呕吐、腹泻和脱水等,发热和白细胞升高均不明显,因此难以早期诊断,穿孔率高达80%,病死率也很高。诊断时应仔细检查右下腹部压痛、腹胀等体征,并应早期手术治疗。

2. 小儿急性阑尾炎　小儿大网膜发育不全,不能起到足够的保护作用。患儿也不能清楚地提供病史。其临床特点:①病情发展较快且重,早期即出现高热、呕吐等症状;②右下腹体征不明显、不典型,但有局部压痛和肌紧张,是小儿阑尾炎的重要体征;③穿孔率较高,并发症和病死率也较高。诊断小儿阑尾炎须仔细耐心,取得患儿的信赖和配合,再轻柔地检查,左右下腹对比检查,仔细观察患儿对检查的反应,做出判断。主要靠物理检查,超声检查等与其他疾病鉴别。治疗原则是早期手术,并配合输液、纠正脱水,应用广谱抗生素等。

3. 妊娠期阑尾炎　较常见。妊娠中期子宫增大较快,盲肠和阑尾被增大的子宫推挤向右上腹部移位,压痛部位也随之上移。腹壁被抬高,炎性阑尾刺激不到壁层腹膜,所以使压痛、肌紧张和反跳痛均不明显;大网膜难以包裹炎症阑尾,腹膜炎不易被局限而易在腹腔扩散。因为妊娠,可供选择的检查方法受限制,这些因素致使妊娠中期阑尾炎诊断困难,炎症发展易致流产或早产,威胁母子生命安全。治疗以早期切除阑尾为主。妊娠后期的腹腔感染难以控制,更应早期手术。围术期应加用黄体酮。手术切口须偏高,操作应轻柔,以减少对子宫的刺激。尽量不用腹腔引流,术后使用广谱抗生素。加强术后护理。临产期急性阑尾炎如并发阑尾穿孔或全身感染症状严重时,可考虑经腹部剖宫产术,同时切除病变阑尾。

4. 老年人急性阑尾炎　随着老龄人口

的增多,老年人急性阑尾炎的发病率也相应增加。因老年人对疼痛感觉迟钝,腹肌薄弱,防御机制减退,所以主诉不强烈,体征不典型,临床表现轻,病理改变重,体温和白细胞升高均不明显,容易延误诊断和治疗。又由于老年人动脉硬化,阑尾动脉也会发生改变,易导致阑尾缺血坏死。加之老年人常伴发心血管病、糖尿病、肾功能不全等,使病情更趋复杂严重。一旦诊断应及时手术,同时注意处理伴发的内科疾病。

5. AIDS/HIV 感染病人的阑尾炎:其临床症状及体征与免疫功能正常者相似,但不典型,此类病人 WBC 不高,常被延误诊断和治疗。B 超或 CT 检查有助于诊断,阑尾切除是主要的治疗方法,强调早期诊断并手术治疗,可获得较好的短期生存,否则穿孔率较高(占 40%)。因此,不应将 AIDS 和 HIV 感染者视为阑尾手术切除的禁忌证。

第四节　阑尾肿瘤

阑尾肿瘤非常少见,多在阑尾切除术中或在尸体解剖中被诊断。主要包括:类癌、腺癌、囊性肿瘤 3 种。

1. 阑尾类癌　起源于阑尾的嗜银细胞。阑尾类癌约占胃肠道肿瘤的 45%,占阑尾肿瘤的 90%,阑尾是消化道类癌的最常见部位。部分肿瘤伴黏液囊肿形成。其组织学恶性表现常不明显。阑尾类癌的典型肉眼所见为一种小的(1～2cm)、坚硬的、边界清楚的黄褐色肿物,约 3/4 发生在阑尾远端。少数发生在阑尾根部。临床表现与急性阑尾炎相似,几乎总是在阑尾切除术中偶然发现。如肿物小,无转移,单纯阑尾切除手术可达到治疗目的。其中 2.9% 的病例发生转移而表现恶性肿瘤的生物学特性,这些病例肿瘤浸润或有淋巴结转移,应采取右半结肠切除术。远处转移者可用化疗。

2. 阑尾腺癌　起源于阑尾黏膜腺上皮,分为结肠型和黏液型两种类型。结肠型,由于其临床表现,肉眼及显微镜下所见与右结肠癌相似,常被称为阑尾的结肠型癌,其术前最常见的表现与急性阑尾炎或右半结肠癌相似。术前钡灌肠常显示盲肠外肿物,常需术中病理确诊。治疗原则为右半结肠切除术。预后与盲肠癌相近。黏液性腺癌的治疗同结肠型,其预后优于结肠型。

3. 阑尾囊性肿瘤　包括阑尾黏液囊肿和假性黏液瘤。阑尾病变为囊状结构,或含有黏液的阑尾囊状扩张,称为阑尾黏液囊肿。其中 75%～85% 为良性囊腺瘤,少数为囊性腺癌。病人可有无痛性肿块,或者腹部 CT 中偶然发现。囊壁可有钙化。良性者经阑尾切除可治愈,如为恶性可发生腹腔内播散转移。假性黏液瘤是阑尾分泌黏液的细胞在腹腔内种植而形成,可造成粘连性肠梗阻和内瘘。主张彻底切除或反复多次手术处理。5 年生存率可达 50%。

第9章

结直肠及肛管疾病

第一节　结直肠及肛管常见的检查方法

【检查体位】

患者的体位对直肠、肛管疾病的检查很重要,体位不当可能引起疼痛或遗漏疾病。以下体位各有优点和不足之处,应根据患者的身体情况和检查目的,选择合适的体位(图9-1)。

1. 膝胸卧位　患者双膝屈跪床,头颈部及胸部垫枕,双前臂屈曲于胸前,臀部抬高,此种体位不太舒适,但局部显露较好,是检查直肠肛管的最常用体位,肛门部显露清楚,肛窥、硬式乙状结肠镜插入亦方便,亦是前列腺按摩的常规体位。此体位不适用于老年患者及病重者。

2. 左侧卧位　患者左侧卧位,臀部靠近床边,左下肢略屈,右下肢屈曲贴近腹部是常用的检查体位,此体位患者比较舒适。

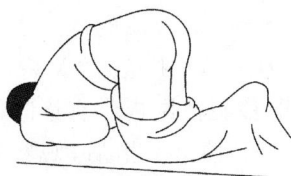

1. 膝胸卧位

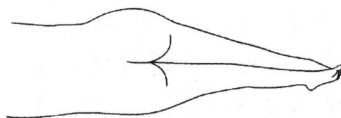

2. 左侧卧位

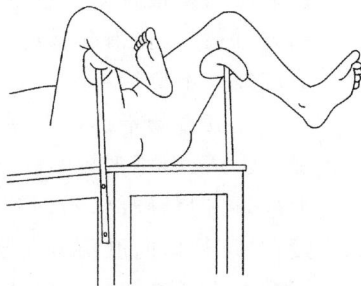

3. 截石位

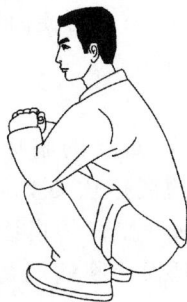

4. 蹲位

图 9-1　直肠及肛管常用检查体位

3. 截石位 患者仰卧于专用检查床上，双下肢抬高并外展，屈髋屈膝，是肛门直肠手术的最常用体位，此体位显露良好，尤其适用于肥胖者及女性患者，双合诊检查亦选择该体位。缺点是需要专门的检查床。

4. 蹲位 患者下蹲排大便姿势，增加腹压向下用力，用于检查内痔、脱肛和直肠息肉等。蹲位时直肠肛管承受压力最大，可使直肠下降 1～2cm，可见到内痔或脱肛最严重的情况。也是自我检查的理想体位。

5. 弯腰前俯位 双下肢略分开站立，身体前倾，双手扶于支撑物上。该方法是肛门视诊最常用体位。

【肛门视诊】

患者体位应根据身体状况、病变情况选择，一般要求是显露良好，光线充足，患者舒适。常用体位有弯腰前俯位、左侧卧位、膝胸卧位和截石位。观察记录方法：先外后内，先观察肛周及肛缘，再用双手拇指或示、中、环三指分开臀沟，观察肛门处有无红肿、血、脓、粪便、黏液、疹口、外痔、疣状物、溃疡、肿块及脱垂等。以便分析判断病变性质。视诊有时可发现很有诊断价值的佐证：肛瘘可见瘘管外口或肛周粘有粪便或脓性分泌物；肛门失禁可观察到肛门松弛；血栓性外痔可见暗紫色的圆形肿块；疣状物或溃疡常为性病或特殊感染；肛裂在肛管后正中处可见条形溃疡；肛周脓肿可见到炎性肿块。分开肛门后，嘱患者用力屏气或取蹲位，有时可使内痔、息肉或脱垂的直肠从肛门脱出。

【直肠指诊】

直肠指诊是简单而重要的临床检查方法，对及早发现肛管、直肠癌意义重大。据统计 70% 左右的直肠癌可在直肠指诊时被发现，而 85% 的直肠癌延误诊断病例是由于未做直肠指诊引起。进行一次有效的直肠指诊，同时患者不感觉到疼痛，要求在检查前做好解释，不应在患者没有思想准备的情况下贸然进行。患儿不论多小行直肠指诊亦无困难。

直肠指诊时应注意以下几个步骤。

1. 一般右手示指戴手套涂以润滑液，首先进行肛门周围指诊，肛管有无肿块、压痛，皮下有无疣状物，有无瘘道索状物，有无内痔外痔等。

2. 测试肛管括约肌的松紧度，正常肛管有收缩和弹性，仅能伸入一指，若括约肌松弛，则失去弹性，可伸 2～3 指，并有大便失禁等症状。在肛管后方可触到肛管直肠环。

3. 检查肛管直肠壁有无触痛、波动、肿块及狭窄，触及肿块时要确定大小、形状、位置、硬度及能否推动。

4. 直肠前壁距肛缘 4～5cm，男性可扪及直肠壁外的前列腺，女性可扪及子宫颈，不要误诊为病理性肿块。直肠后壁为直肠癌多发区，要尽量将示指向上、向后触摸。注意肛管直肠有无狭窄、肿物、溃疡和脓血。

5. 根据检查的具体要求，必要时做双合诊检查。双合诊检查步骤：将一手示指伸入直肠，另一手四指置于下腹部或另一手示中指置于阴道内即可进行直肠与腹部或阴道的双合诊检查；也可用一手进行肛门拇指、示指双合诊。双合诊的优点是可触清直肠与前列腺（或子宫、阴道）的关系，对瘘道、癌肿和肌瘤等侵犯范围提供有诊断价值的资料。

6. 抽出手指后，观察指套，有无血迹或黏液，若有血迹而未触及病变，应行乙状结肠镜或肛门镜检查。注意指诊切忌突然插入和用力过猛，以免引起括约肌痉挛和疼痛，或造成肛裂等不良后果。

经肛直肠指诊可发现以下一些常见的病变。①痔：内痔多较柔软不易扪及，如有血栓形成，可扪及硬结，有时有触痛、出血。②肛瘘：沿瘘外口向肛门方向延伸，双指合诊常可扪及条索状物或瘘内口处小硬结。③直肠息肉：可扪及质软可推动的圆形肿块，多发息肉则可扪及大小不等的质软肿块，移动度大的息肉多可扪及蒂部。④肛管、直肠癌在肛管或示指可及的直肠内可扪及高低不平的硬结、溃疡、菜花状肿物,肠腔可有狭窄,指套上常有脓血和黏液。直肠指诊还可发现直肠肛管外的一些常见疾病,如前列腺炎、盆腔脓肿、急性附件炎、骶前肿瘤等;如在直肠膀胱陷凹或直肠子宫陷凹触及硬节,应考虑腹腔内肿瘤的种植转移。

【内镜检查】

1. 肛门镜检查　肛门镜(亦称肛窥)的长度一般为 7cm,内径大小不一。用于低位直肠病变和肛门疾病的检查,能了解低位直肠癌、痔、肛瘘等疾病的情况。肛门镜检查时多选膝胸卧位或其他体位。肛门镜检查之前应先做肛门视诊和直肠指诊,如有局部炎症、肛裂、妇女月经期或指诊时患者已感到剧烈疼痛,应暂缓肛门镜检查。肛门镜检查的同时还可进行简单的治疗,如取活组织检查等。

检查方法:检查前病人排空大便,右手持镜,拇指顶住芯子,肛门镜尖端涂以润滑剂。左手分开臀沟,用肛门镜头轻压肛门片刻再缓慢推入。先朝脐孔方向,通过肛管后改向骶凹,将肛门镜全部推进后拔出芯子。拔出芯子后要注意芯子有无血迹。调好灯光,缓慢退出,边退边观察,观察黏膜颜色,有无充血、溃疡、出血、息肉、肿瘤、异物、黏膜水肿等。在齿状线处注意有无内痔、肛瘘内口;肛乳头,肛隐窝有无炎症等。

肛周病变的记录方法:视诊、直肠指诊和肛门镜检查发现的病变部位,一般用时钟定位记录,并表明体位。如检查时取膝胸位,则以肛门后方中点为 12 点,前方中点为 6 点,截石位则记录方法相反。

2. 乙状结肠镜检查　大约 70% 的直肠结肠癌可以用直肠乙状结肠镜直接看到,可以弥补指诊检查的部位受限和 X 线检查时小病灶易漏诊的不足之处。包括硬管乙状结肠镜和纤维乙状结肠镜,是诊断直肠、乙状结肠疾病的重要方法,并可进行活组织检查。

检查前为便于观察应予以灌肠,患者取膝胸位,先做直肠指诊,了解有无直肠狭窄。内镜缓慢插入 5cm 后,取出镜芯,在光源直视下看见肠腔再推进,切忌暴力,必要时可注气扩充肠管后再推进。

(1)适应证:①明显便血、黑粪、脓血便者;②慢性腹泻、大便形状改变,腹胀、腹痛者;③X 线钡灌肠检查或气钡双重造影检查疑有病变或发现病变而不能定性者;④肛管直肠息肉、肿块者;⑤直肠、乙状结肠保留肛门的根治性切除术后,定期检查了解有无肿瘤复发。

(2)禁忌证:①肛管、直肠狭窄、镜管无法插入者;②有腹膜炎或有腹膜刺激症状疑有肠穿孔者;③肛管直肠感染期;④妇女经期、孕期;⑤严重高血压、贫血、冠心病或心肺功能不全者;⑥腹部大动脉瘤、肝硬化腹水、晚期癌性腹膜炎;⑦精神病或检查不合作者。

3. 纤维结肠镜检查　本检查可显著提高结直肠疾病,包括回肠末端和盲肠疾病的检出率和诊断率,并可进行息肉摘除、下消化道出血的止血、结肠扭转复位、结直肠吻合口良性狭窄的扩张等治疗。有一定的并发症,如出血、穿孔等。

(1)适应证:①急性、慢性下消化道出血,以及原因不明的出血;②鉴别慢性结肠炎、憩室炎、息肉和癌,并可确定病变部位、范围;③随诊检查结肠癌或结肠息肉切除的复发、慢性结肠炎药物治疗的效果;④X 线检查不能诊断的病变可用纤维结肠镜确诊;⑤切除息肉、活组织检查及对某些原因不明的结肠出血(血管畸形)行电凝止血。

(2)禁忌证:①急腹症病人;②肛门、肛管和直肠有急性炎症;③患脑血管疾病、心肌梗死、心肺功能不全和精神病患者,应十分慎重做这种检查。

(3)并发症:①肠穿孔:发病率 0.06%～0.2%,需手术治疗。因结肠空虚,若穿孔较小,腹膜刺激征不明显,也可非手术治疗。②出血:黏膜损伤所致,浆肌层撕裂,肠系膜损伤或脾损伤所致腹腔出血,少量出血可观察和保守治疗,严重出血则需要积极处理,必要时应手术治疗。③腹膈后和纵隔气肿,可自行消散,腹膜后气肿并有少量腹内积气的患者,可行非手术治疗,但要密切观察。④菌血症:发病率可高达21%,常见拟杆菌、梭状芽胞杆菌、甲型溶血链球菌和葡萄球菌,给予抗生素治疗。⑤腹胀、低血压、结肠梗阻和扭转,常行非手术治疗缓解症状。

【影像学检查】

此检查是诊断肛肠疾病的主要方法之一,近年来其他先进的影像学检查方法虽然逐步被采用,但X线检查仍有重要意义。选择检查方法应循适应需要,由简至繁,减少痛苦,减轻经济负担为原则。

1.X线 胸部X线有助于确定有无肺结核和肿瘤转移;腹部X线可显示有无结肠狭窄、梗阻,并确定病变部位及性质;骨盆摄影可了解有无肿瘤骨转移,骶尾骨有无侵犯受损。

2.静脉肾盂造影 确定肿瘤是否与输尿管粘连、侵犯、压迫,有无输尿管梗阻及肾盂积水。

3.钡剂灌肠 是结肠疾病常用的检查方法,尤其是气钡双重造影检查,有利于结直肠微小病变的显示,对结直肠肿瘤、憩室、炎性肠病、先天性异常、直肠黏膜脱垂等病变有重要诊断价值。对于怀疑有肠穿孔的患者,可采用泛影酸钠水溶液代替钡剂。一般在X线检查前做普通灌肠2次,或服缓泻药。检查后亦应服泻药或盐水灌肠清除钡剂,以免肠内残留钡剂变成硬块嵌塞造成肠梗阻。

4.血管造影及介入治疗 经股动脉插管做腹腔动脉、肠系膜上或下动脉选择性或超选择性造影,用于供血区的不明原因出血、血管性病变、肿瘤性病变的诊断治疗,如药物灌注、栓塞或化疗等。

5.瘘管造影 用碘剂注入瘘管的造影方法。用于肛瘘及其他有关瘘管的诊断。可以了解瘘管的位置、数目、大小、形态、深度及走向等。

6.排粪造影 是测定肛门括约肌和肛管直肠形态功能及动力学功能的方法,测定肛管直肠角、肛管轴和直肠轴位、耻骨直肠悬带作用和盆底肌肉功能。能求出肛管直肠角的大小、盆底下降程度、直肠排空动力学的障碍及直肠构型的改变,如直肠前突、直肠套叠。指征:①长期便秘,排便困难者;②直肠排空不净的感觉;③非肿瘤性的肛坠胀感觉;④便秘史伴有不同程度的失禁。

7.CT检查 CT扫描是检查肛管、直肠和乙状结肠癌比较灵敏方法,对结直肠癌的分期、有无淋巴转移以及腹外侵犯的判断有重要意义。近年来,CT模拟结肠镜作为一种全直结肠显像的诊断技术已在临床上得到应用,可产生类似纤维结肠镜所见的三维仿真影像,对结直肠肿瘤、息肉有着重要诊断价值,其优点有检查快速、无损伤性等。可发现骶前、盆侧壁、盆器官和淋巴管的癌侵犯。确定癌的大小,是否在肠壁内、向直肠周围脂肪、子宫和肌肉内扩展。如将直肠以空气膨胀,扫描时静脉注射高血糖素和泛影酸盐,可更准确分辩早期直肠癌。可早期发现结肠直肠癌手术后局部复发、盆腔肿块范围、远处转移、输尿管移位和梗阻,癌肿的腹膜后、肝转移和腹膜反折与会阴之间区域侵犯。能鉴别盆腔内复发肿块和手术后组织移位及纤维变性;输尿管癌侵犯和纤维变。但不能指出直肠壁结构,不能区别癌侵犯肌肉增厚或因纤维变性增厚、放疗后水肿或纤维变性、肛提肌或梨状肌区内肿瘤。手术前、手术后CT扫描可帮助制定手术、化疗、放疗等合适的治疗措施。

8.MRI 可清晰地显示肛门括约肌及盆腔脏器的结构,在肛瘘的诊断及分型、直肠癌术前分期及术后复发的鉴别诊断方面很有价值,较 CT 优越。

9. 直肠腔内超声检查 可以清楚地显示肛门括约肌及直肠壁的各个层次。适用于肛管直肠肿瘤的术前分期,可以明确肿瘤浸润深度和有无淋巴结受累,也适用于对肛门失禁、复杂肛瘘、直肠肛管周围脓肿、未确诊的肛门疼痛的检查。

【结直肠肛管功能检查】

直肠、肛管功能在排便过程中占有重要地位,功能检查方法主要有直肠肛管压力测定、直肠感觉试验、模拟排便试验(球囊逼出试验和球囊保留试验)、盆底肌电图检查、排粪造影和结肠运输试验。

第二节 乙状结肠扭转

乙状结肠扭转是乙状结肠以其系膜为中轴发生 360°～720° 扭转,导致肠管部分或完全梗阻。乙状结肠占结肠扭转 65%～80%,其次为盲肠和横结肠。好发于 60 岁以上有便秘、乙状结肠冗长的老年患者。

【病因】

1. 解剖因素 如术后粘连,乙状结肠冗长等。

2. 物理因素 在上述解剖因素的基础上,肠襻本身有一定重量,在加之饱餐后肠腔内不易消化的食物,使肠襻重量不一;肠管肿瘤;乙状结肠内积存干结粪便等,都是造成乙状结肠扭转的潜在因素。

3. 动力因素 强烈的肠蠕动或体位改变,使肠襻产生不同步运动,使有重量的肠襻发生扭转。

【临床表现】

乙状结肠扭转以往可有多次发作,先出现腹痛,经排气排便后缓解。腹痛一般为剧烈绞痛,以左侧腹部为主,常为持续性加剧,左侧腹部明显膨胀,有时可见肠形。

【影像学检查】

X 线检查提示马蹄状巨大的双腔充气肠襻,圆顶向上,两肢向下,立位可见两个液平面。钡剂灌肠 X 线检查查见扭转部位钡剂受阻,钡影尖端呈"鸟嘴"形。

【治疗】

1. 非手术治疗 适用于全身情况良好,临床症状较轻的早期扭转。但对乙状结肠扭转患者在积极治疗过程中应密切观察病情变化,包括临床症状、体征及实验室检查结果。在保守治疗 24 小时后,当发现症状体征不减轻反而加重时应手术探查。在非手术治疗过程中,除禁食、胃肠减压、补液、维持水电解质和酸碱平衡,早期使用抗生素防止感染外还需针对扭转的乙状结肠进行处理。

2. 手术治疗 目前国内外对本病的治疗原则仍多主张积极手术。有以下情况应及时手术:①对复杂的乙状结肠扭转合并有腹膜炎、肠坏死、休克者;②非手术疗法无效,病程超过 48 小时,有肠坏死趋势者;③手术复位后再次复发,或非手术治疗复位后,由于乙状结肠冗长,为了防止复发施行根治性乙状结肠切除术。

【典型病例】

患者,男,55 岁。弯腰搬重物时突发下腹疼痛,无排气排便 1 天。既往有多年便秘及腹痛史。查体:全腹胀,左下腹压痛明显,未扪及包块,肠鸣音消失。直肠指诊阴性。钡剂灌肠只能进入 200ml,尖端呈"鸟嘴"形。诊断:乙状结肠扭转。

治疗方案:禁食水、补液、支持治疗。先试行乙状结肠镜解除胀气,镜下发现黏膜颜色黑红,怀疑肠壁已有坏死,遂改行手术治疗。

第三节　溃疡性结肠炎

溃疡性结肠炎是直肠和结肠黏膜层的一种弥漫性的非特异性炎性疾病,发病年龄以20—40岁居多,本病可发生在结、直肠的任何部位,其中以直肠和乙状结肠最为常见。病变多局限在黏膜和黏膜下层,肠壁增厚不明显,表现为黏膜的大片水肿、充血、糜烂和溃疡形成。临床上以腹泻、黏液脓血便、腹痛和里急后重为主要症状,病情轻重不等,活动期与缓解期可反复交替发作。

【病因】

病因不是十分明确,归纳总结后可有以下几种:①感染因素:病毒感染或某些细菌感染如溶血性大肠埃希菌、变形杆菌及肠道厌氧菌感染可能与本病有关;②免疫异常:血液中可检测到结肠抗体、循环免疫复合物;③遗传因素:本病发病率在种族之间有较大差异,有一定的遗传倾向;④精神因素:患者自主神经功能紊乱及生活压力、精神紧张可使本病反复发作。精神因素是本病的常见诱因之一。

【临床表现】

多数起病缓慢,可有以下几种临床表现。①腹泻:为主要症状,轻重不一,轻者每天2~3次,重者可达1~2小时1次,多为糊状便,混有黏液、脓血,常有里急后重感。②腹痛、腹胀:多局限在左下腹或下腹部,多为阵发性痉挛性疼痛,有腹痛-便意-排便后缓解规律。③全身症状:病程较长者,常有乏力、食欲缺乏、消瘦、贫血等,急性发作期可有发热、水电解质平衡紊乱等。部分病人可有关节疼痛、皮肤病变、肝损害和眼病等。

【体格检查】

部分病例可触及肠壁增厚或痉挛如硬管状的降结肠或乙状结肠;结肠扩张者有腹胀、腹肌紧张、腹壁压痛或反跳痛。

【超声】

本病超声检查无明显特异性,一般不作为常规检查。

【影像学检查】

1. X线　钡剂灌肠可见结肠黏膜粗糙不平,皱襞紊乱,边缘不规则,呈锯齿状,或可见细颗粒样变化,部分患者呈多发性溃疡或多发性假性息肉表现,晚期可见结肠袋消失,肠壁变硬僵直,肠管缩短失去张力如"铅管"状。

2. 内镜　纤维结肠镜为本病常规检查,镜下可有以下几种表现。①受累结肠黏膜呈现多发性浅表溃疡,伴有充血、水肿,多累及直肠和结肠,呈弥漫性分布;②黏膜外观粗糙不平,呈现细颗粒状,组织脆弱易于出血,或覆盖脓性分泌物;③结肠袋往往变平或变钝,以至消失,有时可见假性息肉(图9-2)。

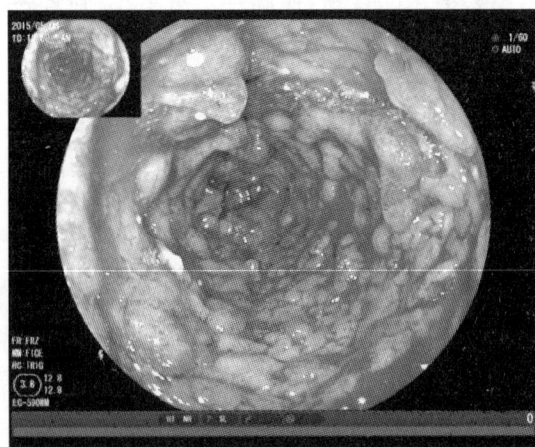

图9-2　溃疡性结肠炎,纤维结肠镜下表现

【实验室检查】

1. 血液检查　贫血常见,急性发作期有中性粒细胞增多,血沉加速。病程长者可出现血浆总蛋白及白蛋白降低。活动期可有IgG、IgM增高,部分患者抗大肠黏液抗体阳性,淋巴细胞毒试验阳性。

2. 粪便检查　黏液脓血便,镜检见大量红细胞、白细胞和脓细胞。

【病理】

一般病理活检呈炎性反应,可见炎性细胞浸润,同时常可见到黏膜糜烂、隐窝脓肿,结肠腺体排列异常,甚至出现上皮癌变。纵行发展则溃疡面呈大片融合,因而溃疡常常较大较深,肉芽组织增生,出现炎性息肉。

【治疗】

1. 内科治疗

(1)卧床休息和全身支持治疗。

(2)药物治疗:①柳氮磺胺吡啶水杨酸制剂是主要治疗药物;②皮质类固醇常用药为泼尼松或地塞米松,在急性发作期应用激素治疗的价值是肯定的;③免疫抑制药;④中药治疗。同时应注意饮食及生活习惯。

2. 外科治疗　对于暴发型及病情严重的患者,如内科治疗效果不佳的病例,可考虑手术治疗。

第四节　肠息肉及肠息肉病

肠息肉及肠息肉病是一类从黏膜表面突出到肠腔内隆起状病变的临床诊断。

肠息肉可发生在肠道的任何部位,可单发也可多发,若息肉直径>2cm 者,约有半数癌变可能,直径较大者需要处理。无并发症的小息肉常常无任何症状,息肉逐渐长大后,可出现反复发作的腹部隐痛,黑便或血便,可诱发肠套叠引起相应症状。大肠息肉特别是直肠息肉较早出现大便黏液增多、黏液便、黏液血便、血便等症状。

肠息肉病主要指在肠道内广泛出现数目多于 100 颗的息肉,且存在特殊临床表现,与一般息肉相区别。主要有以下几种疾病:①黑斑息肉病,青少年多见,常有家族史,有一定的癌变率,好发于小肠,极少累及结直肠。②家族性结肠息肉病,又称为家族性腺瘤性息肉病,与遗传因素有关,为染色体基因突变所致,特点是婴幼儿期无息肉,常开始于青年时期,直肠及结肠布满息肉,癌变率很高,几乎达 100%。症状多出现在 20 岁左右,常见症状为大便带血、便次增多、黏液血便,全身症状可有乏力、消瘦、贫血等。直肠指诊可触及葡萄串样息肉。

【体格检查】

部分患者可有腹部压痛不适。

【影像学检查】

结肠钡剂灌肠可显示大部分的结肠息肉。直肠镜、纤维结肠镜及乙状结肠镜检查大肠息肉,是大体观察及组织学活检的最佳手段(图 9-3)。

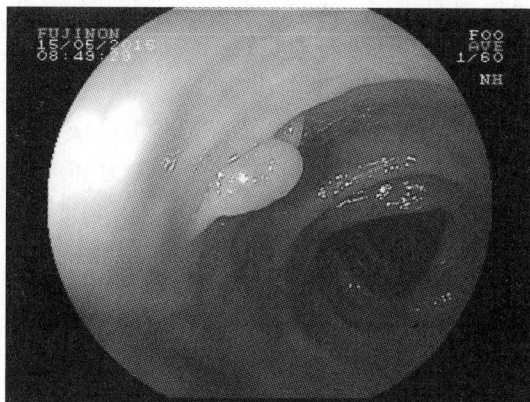

图 9-3　结肠息肉内镜下表现

【实验室检查】

实验室检查无明显特征。

【病理】

肠息肉从病理上可分为以下几种:①腺瘤性息肉;②炎性息肉;③错构瘤性息肉;④其他:化生性息肉及黏膜肥大赘生物。

【治疗】

1. 微创治疗　符合内镜下治疗指征的

息肉可行内镜下切除,并将切除标本送病理检查。

2. 手术治疗 息肉疑有恶变或不符合内镜下治疗指征;或内镜切除后病理发现有残留病变或癌变者选择手术治疗。

3. 药物治疗 炎性息肉可用药物治疗。

第五节 结 肠 癌

结肠癌是胃肠道中常见的恶性肿瘤,好发于41—65岁,发病率仅次于胃癌和食管癌,近年来发病率逐渐升高。

【病因】

迄今为止,结肠癌的病因尚不明确,以下因素可能与发病有关。①饮食因素:高脂低纤维饮食,缺乏新鲜蔬菜及纤维素食品;②遗传因素:在结肠癌的发病中也具有重要地位;③环境因素:结肠癌有一定的地域差异。

【临床表现】

结肠癌早期症状可不典型,易被忽略,中晚期可有以下几种非特异性临床表现。

1. 排便习惯与粪便性状的改变常为最早出现的症状。多表现为排便次数增加、腹泻、便秘、粪便中带血、脓或黏液。

2. 腹痛也是早期症状之一,常为定位不确切的持续性隐痛,或仅为腹部不适或腹胀感,出现肠梗阻时则腹痛加重或为阵发性绞痛。

3. 腹部肿块多为瘤体本身,肿块大多坚硬,呈结节状。如为横结肠和乙状结肠癌可有一定活动度。如癌肿穿透并发感染时,肿块固定,且可有明显压痛。

4. 肠梗阻症状一般属结肠癌的中晚期症状,多表现为慢性低位不完全肠梗阻,主要表现是腹胀和便秘。腹部胀痛或阵发性绞痛。当发生完全梗阻时,症状加剧。左侧结肠癌有时可以急性完全性结肠梗阻为首先出现的症状。

5. 全身症状由于慢性失血、癌肿溃烂、感染、毒素吸收等,患者可出现贫血、消瘦、乏力、低热等。病情晚期可出现肝肿大、黄疸、水肿、腹水、直肠前凹肿块、锁骨上淋巴结肿大及恶病质等。

【体格检查】

由于癌肿病理类型和部位的不同,临床表现也有区别。一般右侧结肠癌以全身症状、贫血、腹部肿块为主要表现,左侧结肠癌是以肠梗阻、便秘、腹泻、便血等症状为显著。

【影像学检查】

1. 结肠X线气钡双重造影 可清晰显示肠道肿物、溃疡及狭窄等病变,对早期病变可能漏诊,且对肠道准备要求较高。

2. 乙状结肠镜及纤维结肠镜检查 是结肠癌最好的诊断方法,可直视病变,对病变的大小、部位及程度做直观描述,同时可取活组织检查,明确性质(图9-4)。

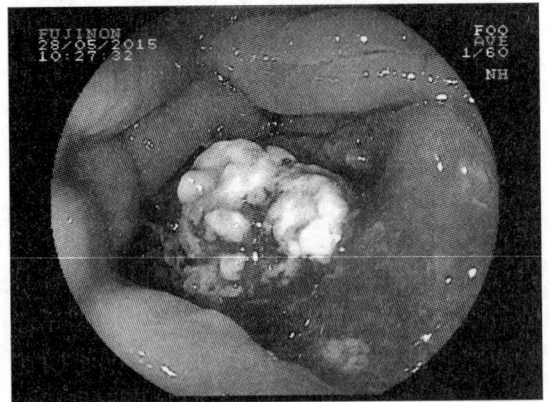

图9-4 结肠癌,内镜下表现

【实验室检查】

1. 大便潜血检查:仍是目前筛选大肠癌的常用方法,近年来用人血红蛋白制备抗血清作免疫潜血试验,能提高诊断率。

2. 血常规检查可提示不同程度的贫血。

3. 癌胚抗原(CEA):有一定的特异性,对监测术后复发有一定的参考价值。

【病理】

按照病理分型可分为①腺癌：占结肠癌的大多数。②黏液癌：预后较腺癌差。③未分化癌：易侵入小血管和淋巴管，预后最差。

【治疗】

结肠癌的治疗方法是以手术为主，辅以化疗、免疫治疗、中药及其他治疗的综合方案，以提高手术切除率，降低复发率，提高生存率。手术治疗的原则：尽量根治，保护盆腔自主神经，保存性功能、排尿功能和排便功能，提高生存质量。

【典型病例】

患者，女，49 岁。大便次数增加、带血 3 个月。患者 3 个月前无明显诱因，排便次数增多，每天 3～6 次，不成形，间断带暗红色血迹。有中、下腹痛，无明显腹胀及恶心呕吐。无发热，进食可。近来明显乏力，体重下降约 5kg。体格检查：生命体征平稳，一般状况稍差。腹平坦，未见胃肠形及蠕动波，腹软，无压痛，无肌紧张，肝脾未及。右下腹可触及一约 4cm×8cm 质硬包块，可推动，边界不清，移动性浊音（−），肠鸣音大致正常，直肠指诊未及异常。辅助检查：大便潜血（＋）。血常规：WBC 4.6×10⁹/L，Hb 86g/L。CEA 42ng/ml。肠镜示：直肠乙状结肠移行部（距肛门 16cm）可见一 5.0cm×6.0cm 不规则结节隆起，隆起表面糜烂溃疡，伴有新鲜出血，管壁僵硬，蠕动缺失。诊断：结肠癌。

治疗方案：入院后完善相关检查，在全麻下行结肠癌根治术，切除乙状结肠及部分直肠，并做结肠直肠吻合术，淋巴结清扫术。术后辅以化疗。

第六节　直　肠　癌

直肠癌是乙状结肠直肠交界处至齿状线之间的癌，是消化道常见的恶性肿瘤。中国人直肠癌比结肠癌发生率高，约 1.5∶1，且低位直肠癌所占的比例高，占直肠癌的 60％～75％，绝大多数癌肿可在直肠指诊时触及；青年人直肠癌比例高，占 10％～15％。

【临床表现】

直肠癌早期无明显症状，癌肿破溃形成溃疡或感染时才出现症状。①直肠刺激症状：便意频繁，排便习惯改变；便前肛门有下坠感、里急后重、排便不尽感，晚期可有下腹痛。②肠腔狭窄症状：癌肿侵犯致肠管狭窄，初时大便变形，变细，当造成肠管部分梗阻后，有腹痛、腹胀、肠鸣音亢进等不全性肠梗阻表现。③癌肿破溃感染症状大便表面带血及黏液，甚至有脓血便。症状出现的频率依次为便血 80％～90％、便频 60％～70％、便细 40％、黏液便 35％、肛门痛 20％、里急后重 20％、便秘 10％。癌肿侵犯前列腺、膀胱，可出现尿频、尿痛、血尿。晚期出现肝转移时可有腹水、肝大、黄疸、贫血、消瘦、水肿、恶病质等。

【体格检查】

直肠指诊是诊断直肠癌最重要的方法，由于中国人直肠癌近 75％以上为低位直肠癌，能在直肠指诊时触及。因此凡遇病人有便血、大便习惯改变、大便变形等症状时，均应行直肠指诊。指诊可查出癌肿的部位，距肛缘的距离，癌肿的大小、范围、固定程度、与周围脏器的关系等。低位直肠癌晚期腹股沟区可触及转移肿大淋巴结。

【影像学检查】

1. 超声　①腔内 B 超检查：用腔内探头可检测癌肿浸润肠壁的深度及有无侵犯邻近脏器，内镜超声逐步在临床开展应用，可在术前对直肠癌的局部浸润程度进行评估。②腹部 B 超检查：由于结、直肠癌手术时有 10％～15％同时存在肝转移，所以腹部 B 超为常规检查之一。

2. X 线　钡剂灌肠检查是结肠癌的重要

检查方法,对直肠癌的诊断意义不大,用于排除结、直肠多发癌和息肉病。

3.CT　CT检查可以了解直肠癌盆腔内扩散情况,有无侵犯膀胱、子宫及盆壁,是术前常用的检查方法。腹部CT扫描可检查有无肝转移癌及腹主动脉旁淋巴结肿大。

4.PET-CT检查(正电子发射计算机断层显像)　针对病程较长、肿瘤固定的患者,在排除远处转移及评价手术价值时,有条件者可进行PET-CT检查。该检查可发现肿瘤以外的高代谢区域,从而帮助制定治疗方案。

5.MRI检查　可显示肿瘤在肠壁内的浸润深度,对直肠癌的诊断及术前分期有重要价值。

6.内镜　门诊常规检查时可用直肠镜或乙状结肠镜检查,操作方便、不需肠道准备,但在明确直肠癌诊断需手术治疗时应行纤维结肠镜检查,因为结、直肠癌有5%～10%为多发癌。内镜检查不仅可在直视下肉眼做出诊断,而且可取组织进行病理检查(图9-5)。

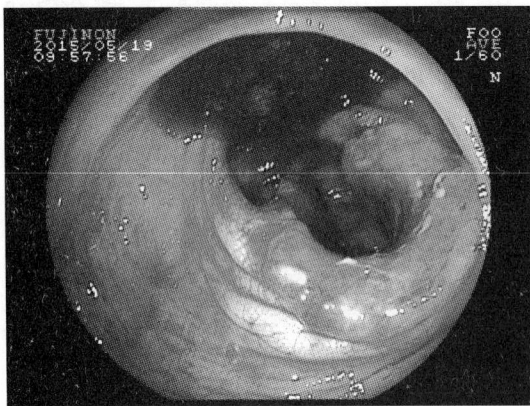

图9-5　内镜下直肠癌表现

其他检查:低位直肠癌伴有腹股沟淋巴结肿大时,应行淋巴结活检。癌肿位于直肠前壁的女性患者应做阴道检查及双合诊检查。男性患者有泌尿系症状时应行膀胱镜检查。

【实验室检查】

大便潜血检查:此为大规模普查或对高危人群作为结、直肠癌的初筛手段。如为阳性,再做进一步检查。无症状阳性者的癌肿发现率在1%以上。

肿瘤标记物:目前公认的在大肠癌诊断和术后监测有意义的肿瘤标记物是癌胚抗原(CEA)。但认为CEA作为早期结、直肠癌的诊断尚缺乏价值。大量的统计资料表明结、直肠癌患者的血清CEA水平与Dukes分期呈正相关关系,DukesA、B、C、D期患者的血清CEA阳性率依次分别为25%、45%、75%和85%左右。CEA主要用于预测直肠癌的预后和监测复发。

【病理】

组织学分类包括腺癌、鳞癌和未分化癌,但是结、直肠癌可以在一个肿瘤中出现两种或两种以上的组织类型,且分化程度并非完全一致,这是结、直肠癌的组织学特征。

【治疗】

直肠癌的治疗需要以外科手术为主,辅以化疗、放疗的综合治疗。

【典型病例】

患者,男,55岁。于半年前开始出现大便次数增多偶感腹胀,近期大便带血伴里急后重感,无肛门坠胀痛疼感,在当地诊所按痔疮治疗无效,今来就诊。门诊肠镜示:距肛门4cm处见不规则肿块,表面溃烂,坏死组织多,取部分组织活检。病理病因示:直肠黏膜管状腺癌。

治疗方案:完善各项术前检查,给予肠道准备,全麻下行直肠癌腹、会阴联合切除术(Miles术)。

第七节　直肠肛管先天性疾病

一、先天性直肠肛管畸形

先天性直肠肛管畸形是胚胎时期后肠发育障碍所致的消化道畸形，是小儿肛肠外科的常见病，占先天性消化道畸形的首位。发病率为 1：（1500～5000），中国的调查资料表明约在 1：4000，男女发病无差异。约有50％以上的先天性肛管畸形伴有直肠与泌尿生殖系统之间的瘘管形成。

【临床表现】

绝大多数直肠肛管畸形患儿，在正常位置没有肛门，易于发现。不伴有瘘管的直肠肛管畸形在出生后不久即表现为无胎粪排出，腹胀，呕吐。瘘口狭小不能排出胎粪或仅能排出少量胎粪时，患儿喂奶后呕吐，以后可吐粪样物，逐渐腹胀。瘘口较大，在生后一段时间可不出现肠梗阻症状，而在几周至数年逐渐出现排便困难。

高位直肠闭锁，肛门、肛管正常的患儿表现为无胎粪排出，或从尿道排出混浊液体，直肠指诊可以发现直肠闭锁。女孩往往伴有阴道瘘。泌尿系瘘几乎都见于男孩。从尿道口排气和胎粪是直肠泌尿系瘘的主要症状。

诊断多无困难。生后无胎粪排出，检查无肛门，诊断即可成立。直肠闭锁肛管正常时，直肠指诊亦可确定。阴道流粪，表明有阴道瘘，尿道口不伴排尿动作而排气、排粪为尿道瘘，全程排尿均有胎粪，尿液呈绿色为膀胱瘘。

【影像学检查】

先天性直肠肛管畸形的诊断并无困难，但要确定直肠闭锁的高度、直肠末端与耻骨直肠肌的关系及有无泌尿系瘘还需影像学检查。X 线倒置位摄片可以了解直肠末端气体阴影位置，判断畸形位置。倒置侧位片上耻骨与骶尾关节的连线称 PC 线，相当于耻骨直肠肌平面，以此区分高位、中位与低位畸形。瘘管造影可显示瘘管的方向、长短与粗细。直肠盲端穿刺造影可显示直肠盲端的形态及与会阴皮肤间的距离。B 超检查对直肠末端的定位较 X 线更为准确。磁共振成像检查也逐渐在临床中应用，准确可靠。

【治疗】

根据直肠肛管畸形的类型不同，治疗方法亦不同，但都必须通过手术治疗。

二、先天性巨结肠

先天性巨结肠是病变肠壁神经节细胞缺如的一种肠道发育畸形，在消化道畸形中，其发病率仅次于先天性直肠肛管畸形，有家族性发生倾向。发病率为 1：5000，以男性多见，男女比例为 4：1。先天性巨结肠的原发病变不在扩张与肥厚的肠段，而在远端狭窄肠段。无神经节细胞肠段范围长短不一，因而先天性巨结肠有长段型和短段型之分。

【临床表现】

新生儿巨结肠多在出生后胎粪不排或排出延迟，甚至发生急性肠梗阻，多需灌肠或塞肛栓（开塞露）后才有较多胎粪排出。呕吐亦是常见症状。由于顽固性便秘，患儿常有腹胀，可见肠形。直肠指诊可发现直肠壶腹空虚，粪便停留在扩张的结肠内，指诊可激发排便反射，退出手指时，大量粪便和气体随之排出。随着年龄增长，患儿主要表现为便秘、腹胀、全身营养不良，多需灌肠或其他方法帮助排便。体检最突出的体征为腹胀，部分病例可在左下腹触及粪石包块。

【影像学检查】

腹部 X 线检查可见扩张充气的结肠影，或表现为结肠梗阻。少量钡剂灌肠，可以了解痉挛段的长度和排钡功能，钡剂 24 小时后仍有残留便是巨结肠的佐证。

【其他检查】

直肠测压是检查先天性巨结肠的有效方法,可以了解肛管有无正常松弛反射。取黏膜下及肌层病理检查以确定有无神经节细胞存在。

【治疗】

本病以手术治疗为主。手术要求切除缺乏神经节细胞的肠段和明显扩张肥厚、神经节细胞变性的近端结肠,解除功能性肠梗阻。

第八节 肛 裂

肛裂是齿状线下肛管皮肤层裂伤后形成的小溃疡。方向与肛管纵轴平行,长 0.5~1.0cm,呈梭形或椭圆形,常引起肛周剧痛。多见于青中年人,绝大多数肛裂位于肛管的后正中线上,也可在前正中线上,侧方出现肛裂者极少。若侧方出现肛裂应考虑肠道炎症性疾病(如结核、溃疡性结肠炎及 Crohn 病等)或肿瘤的可能。

本病可能与多种因素有关。长期便秘、粪便干结引起的排便时机械性创伤是大多数肛裂形成的直接原因。肛门外括约肌浅部在肛管后方形成的肛尾韧带伸缩性差、较坚硬,此区域血供亦差,肛管与直肠成角相延续,排便时,肛管后壁承受压力最大,故后正中线处易受损伤。急性肛裂可见裂口边缘整齐,底浅,呈红色并有弹性,无瘢痕形成。慢性肛裂因反复发作,底深而不整齐,质硬,边缘增厚纤维化、肉芽灰白。裂口上端的肛门瓣和肛乳头水肿,形成肥大乳头,下端皮肤因炎症、水肿及静脉、淋巴回流受阻,形成袋状皮垂向下突出于肛门外,称为前哨痔。因肛裂、前哨痔、乳头肥大常同时存在,故称为肛裂"三联征"。

【临床表现】

肛裂病人有典型的临床表现,即疼痛、便秘和出血。疼痛多剧烈,有典型的周期性:排便时由于肛裂内神经末梢受刺激,会立刻感到肛管烧灼样或刀割样疼痛,称为排便时疼痛,便后数分钟可缓解,称为间歇期,随后因肛门括约肌收缩痉挛,再次剧痛,此期可持续半小时到数小时,临床称为括约肌挛缩痛。直至括约肌疲劳、松弛后疼痛缓解,但再次排便时又发生疼痛。以上称为肛裂疼痛周期。因害怕疼痛不愿排便,久而久之引起便秘,粪便更为干硬,便秘又加重肛裂,形成恶性循环。排便时常在粪便表面或便纸上见到少量血迹,或滴鲜血,大量出血少见。

【体格检查】

肛门视诊、触诊,两拇指轻轻分开肛门口,即可见到溃疡,因肛裂疼痛剧烈,一般不做指检、直肠镜检,如有必要,需在局部麻醉下进行。肛裂视诊及询问病史基本可明确诊断,无须进行其他辅助检查。

【治疗】

本病患者应增加膳食纤维食物,养成按时排便的好习惯,保持大便通畅,中断恶性循环,缓解疼痛,解除括约肌痉挛。大便秘结可加用润肠通便药物,服用益生菌类。轻度肛裂可给予促裂口愈合及缓解括约肌痉挛药物。外科治疗选用采取肛裂切除肛管松解术。

第九节 直肠肛管周围脓肿

直肠肛管周围脓肿是指直肠肛管周围软组织内或其周围间隙发生的急性化脓性感染,并形成脓肿。脓肿破溃或切开引流后常形成肛瘘。脓肿是肛管直肠周围炎症的急性期表现,而肛瘘则为其慢性期表现。绝大部分直肠肛管周围脓肿由肛腺感染引起。以肛提肌为界将直肠肛管周围脓肿分为肛提肌下部脓肿和肛提肌上部脓肿:前者包括肛门周围脓肿、坐骨直肠间隙脓肿;后者包括骨盆直肠间隙脓肿、直肠后间隙脓肿、高位肌间脓肿。直肠肛管周围脓肿也可继发于肛周皮肤感染、损伤、肛裂、内痔、药物注射、骶尾骨骨髓炎等。Crohn 病、溃疡性结肠炎及血液病患者易并发直肠肛管周围脓肿。

【临床表现】

不同类型的脓肿有不同的临床表现。

1. 肛门周围脓肿　肛门周围皮下脓肿最常见,多由肛腺感染经外括约肌皮下部向外扩散而成。常位于肛门后方或侧方皮下部,一般不大。主要症状为肛周持续性跳动性疼痛,行动不便,坐卧不安,全身感染性症状不明显。病变处明显红肿,有硬结和压痛,脓肿形成可有波动感,穿刺时抽出脓液。

2. 坐骨肛管间隙脓肿　又称坐骨直肠窝脓肿,也比较常见。多由肛腺感染经外括约肌向外扩散到坐骨直肠间隙而形成,也可由肛管直肠周围脓肿扩散而成。由于坐骨直肠间隙较大,形成的脓肿亦较大而深,容量约为 60~90ml。发病时患侧出现持续性胀痛,逐渐加重,继而为持续性跳痛,坐立不安,排便或行走时疼痛加剧,可有排尿困难和里急后重。本病全身感染症状明显,如头痛、乏力、发热、食欲缺乏、恶心、寒战等。早期局部体征不明显,而后出现肛门患侧红肿,双臀不对称,局部触诊或直肠指检时患侧有深压痛,甚至波动感。如不及时切开,脓肿多向下穿入肛管周围间隙,再由皮肤穿出,形成肛瘘。

3. 骨盆直肠间隙脓肿　又称骨盆直肠窝脓肿,较为少见,但很重要。多由肛腺脓肿或坐骨直肠间隙脓肿向上穿破肛提肌进入骨盆直肠间隙引起,也可由直肠炎、直肠溃疡、直肠外伤所引起。由于此间隙位置较深,空间较大,引起的全身症状较重而局部症状不

明显。早期就有全身中毒症状,如发热、寒战、全身疲倦不适。局部表现为直肠坠胀感,便意不尽,排便时尤感不适,常伴排尿困难。会阴部检查多无异常,直肠指诊可在直肠壁上触及肿块隆起,有压痛和波动感。诊断主要靠穿刺抽脓,经直肠以手指定位,从肛门周围皮肤进针。必要时做肛管超声检查或 CT 检查证实。

4. 其他　有肛门括约肌间隙脓肿、直肠后间隙脓肿、高位肌间脓肿、直肠壁内脓肿(黏膜下脓肿)。由于位置较深,局部症状大多不明显,主要表现为会阴、直肠部坠胀感,排便时疼痛加重,患者同时有不同程度的全身感染症状。直肠指诊可触及痛性包块。

【体格检查】

肛周脓肿位于肛门旁皮下,局部红、肿、热、痛,可扪及波动感。

【影像学检查】

X 线检查可见盆腔内低密度结节影,位于直肠和骶尾部。超声检查可探及盆腔直肠周围液性包块,超声引导下穿刺可抽出脓性液体(图 9-6)。

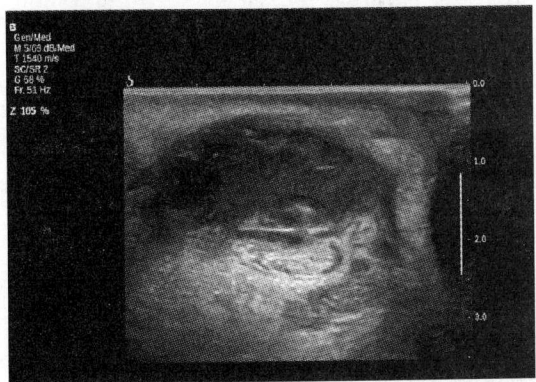

图 9-6　超声示肛周皮下可见无回声区,边界尚清楚,形态尚规则

【治疗】

本病的治疗没有太多选择,治愈的方法只有手术,且越早越好。在无条件或身体条件不允许手术的情况下可以选择药物治疗。

【典型病例】

患者,男,35 岁。会阴部坠胀感伴大便时疼痛 5 天。查体:体温 38.9℃。血常规:白细胞 $21×10^9$/L,中性粒细胞 90%。直肠指诊发现左侧直肠壁压痛阳性。B 超发现直肠左侧液性暗区。诊断:骨盆直肠间隙脓肿。

治疗方案:给予口服抗生素,行脓肿切开引流术。

第十节 肛 瘘

肛瘘是指肛门周围的肉芽肿性管道,由内口、瘘管、外口三部分组成。内口常位于直肠下部或肛管,多为一个。外口在肛周皮肤上,可为一个或多个,经久不愈或间歇性反复发作,是常见的直肠肛管疾病之一,任何年龄都可发病,多见于青壮年男性。大部分肛瘘由直肠肛管周围脓肿引起,因此内口多在齿状线上肛窦处,脓肿自行破溃或切开引流处形成外口,位于肛周皮肤。由于外口生长较快,脓肿常假性愈合,导致脓肿反复发作破溃或切开,形成多个瘘管和外口,使单纯性肛瘘成为复杂性肛瘘。瘘管由反应性的致密纤维组织包绕,近管腔处为炎性肉芽组织,后期腔内可上皮化。结核、溃疡性结肠炎、克罗恩病等特异性炎症及恶性肿瘤、肛管外伤感染也可引起肛瘘,但较为少见。

【临床表现】

肛瘘外口流出少量脓性、血性、黏液性分泌物为主要症状。较大的高位肛瘘,因瘘管位于括约肌外,不受括约肌控制,常有粪便及气体排出。由于分泌物的刺激,使肛门部潮湿、瘙痒,有时形成湿疹。当外口愈合,瘘管中有脓肿形成时,可感到明显疼痛,同时可伴有发热、寒战、乏力等全身感染症状,脓肿穿破或切开引流后,症状缓解。

上述症状的反复发作是瘘管的临床特点。

【体格检查】

检查时在肛周皮肤上可见到单个或多个外口,呈红色乳头状隆起,挤压时有脓液或脓血性分泌物排出。外口的数目及与肛门的位置关系对诊断肛瘘很有帮助,外口数目越多,距离肛缘越远,肛瘘越复杂。根据 Goodsall 规律,在肛门中间画一横线,若外口在线后方,瘘管常是弯型,且内口常在肛管后正中处,若外口在线前方,瘘管常是直型,内口常在附近的肛窦上。外口在肛缘附近,一般为括约肌间瘘,外口距肛缘较远,则为经括约肌瘘。若瘘管位置较低,自外口向肛门方向可触及条索样硬结。确定内口位置对明确肛瘘诊断非常重要。自外口探查肛瘘时有造成假性通道的可能,宜用软质探针。还可自外口注入美蓝溶液 1~2ml,观察填入肛管及直肠下端的湿纱布条的染色部位,以判断内口位置。肛门指诊时在内口处有轻度压痛,有时可扪到硬结样内口及条索样瘘管。

【影像学检查】

碘油瘘管造影是临床常规检查方法。MRI 扫描多能清晰显示瘘管位置及与括约肌之间的关系,部分患者可显示内口所在位置。肛镜检查可见到内口充血、水肿、凹陷或有脓液流出,有助于寻找内口。对于复杂、多次手术的、病因不明的肛瘘患者,应做钡灌肠或结肠镜检查,以排除克罗恩病、溃疡性结肠炎等疾病的存在(图 9-7)。

【治疗】

本病主要选择手术治疗。手术方法有肛瘘切开术、挂线术等。发作期出现流脓、红肿、疼痛等症状,如果不能马上手术,也可以采取药物治疗暂时缓解症状。

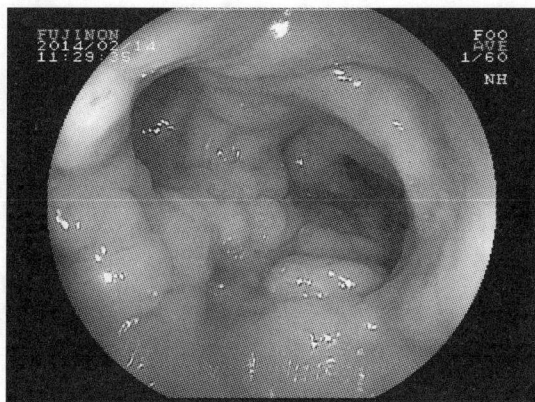

图 9-7　肛瘘内镜下表现

第十一节　痔

痔（hemorrhoid）是最常见的肛肠疾病。任何年龄都可发病，但随年龄增长，发病率有所增高。内痔多为肛垫的支持结构、静脉丛及动静脉吻合支发生病理性改变或移位。外痔是齿状线远侧皮下静脉丛的病理性扩张或血栓形成。内痔通过丰富的静脉丛吻合支和相应部位的外痔相互融合为混合痔。本病病因尚未完全明确，可能与多种因素有关，目前主要有肛垫下移学说和静脉曲张学说。

【临床表现】

不同类型及不同程度的痔有不同的临床表现如下。

1. 内痔的主要临床表现是出血和脱出。无痛性间歇性便后出鲜血是内痔的常见症状。未发生血栓、嵌顿、感染时内痔无明显疼痛，部分患者可伴发排便困难，内痔的好发部位为截石位 3、7、11 点。内痔的分度如下。Ⅰ度：便时带血、滴血或喷射状出血，便后出血可自行停止，无痔脱出；Ⅱ度：常有便血，排便时有痔脱出，便后可自行还纳；Ⅲ度：偶有便血，排便或久站、咳嗽、劳累、负重时痔脱出，需用手还纳；Ⅳ度：偶有便血，痔脱出不能还纳或还纳后又脱出。

2. 外痔的主要临床表现是肛门不适、潮湿不洁，有时有瘙痒。如发生血栓形成及痔。血栓性外痔最常见。结缔组织外痔（皮垂）及炎性外痔也较常见。

3. 混合痔表现为内痔和外痔的症状可同时存在。内痔发展到Ⅲ度以上时多形成混合痔。混合痔逐渐加重，呈环状脱出肛门外，脱出的痔块在肛周呈梅花状，称为环状痔。脱出痔块若被痉挛的括约肌嵌顿，以致水肿，淤血甚至坏死，临床上称为嵌顿性痔或绞窄性痔。

【体格检查】

肛门视诊，观察肛门有无外痔、混合痔、痔脱出等。双手拇指牵开肛门，还可见内痔的病理表现。直肠指诊，可触及内痔有血栓形成或纤维化。

【影像学检查】

肛门镜检查，观察痔块的部位、数目、大小、有无糜烂、溃疡出血等。必要时可取组织病理检查（图 9-8）。

【治疗】

无症状的痔不需治疗；有症状的痔无须根治；以非手术治疗为主。少数患者如保守治疗无效，痔脱出严重，较大纤维化内痔、注射等治疗不佳，合并肛裂、肛瘘等，可选用手术治疗。

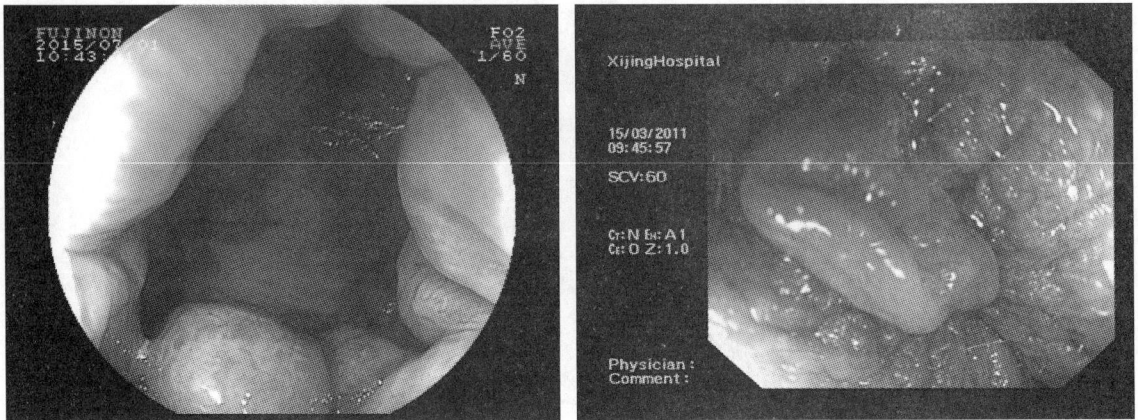

图 9-8 内痔(左)及外痔(右)在肛门镜下表现

【典型病例】

患者,男,46 岁。大便带血 1 年,色鲜红。便秘或饮酒后便血加重。肛门视诊可见皮赘。肛门指诊未触及明确包块。肛门镜检查:3、5、7 点位凸出于镜内暗红色肿物,表面光滑,可见扩张纡曲血管。诊断:内痔。

治疗方案:嘱患者注意饮食,忌酒和辛辣刺激食物,增加纤维性食物,多摄入果蔬、多饮水,改变不良的排便习惯,保持大便通畅。温水坐浴及局部应用栓剂。

第十二节 直肠脱垂

直肠壁部分或全层向下移位称为直肠脱垂。直肠壁部分下移,即直肠黏膜下移,称黏膜脱垂或不完全脱垂,直肠壁全层下移称完全脱垂。若下移的直肠壁在肛管直肠腔内称内脱垂,下移到肛门外称为外脱垂。

【临床表现】

临床表现主要症状为有肿物自肛门脱出。初发时肿物较小,排便时脱出,便后自行复位。以后肿物脱出渐频,体积增大,便后需用手托回肛门内,伴有排便不尽和下坠感。最后在咳嗽、用力甚至站立时亦可脱出。随着脱垂加重,引起不同程度的肛门失禁,常有黏液流出,致使肛周皮肤湿疹、瘙痒。因直肠排空困难,常出现便秘,大便次数增多,呈羊粪样。黏膜糜烂、破溃后有血液流出。内脱垂常无明显症状,偶尔在行肠镜检查时发现。

【体格检查】

检查时嘱患者下蹲后用力屏气,使直肠脱出。部分脱垂可见圆形、红色、表面光滑的肿物,黏膜皱襞呈放射状,脱出物长度一般不超过 3cm,指诊仅触及两层折叠的黏膜,直肠指诊时感到肛门括约肌收缩无力,嘱患者用力收缩时,仅略有收缩感觉。若为完全性直肠脱垂,表面黏膜有同心环皱襞,脱出较长,脱出部分为两层肠壁折叠,触诊较厚,直肠指诊时见肛门口扩大,感到肛门括约肌松弛无力。当肛管并未脱垂时,肛门与脱出肠管之间有环状深沟。

【影像学检查】

排便造影检查可见到近端直肠套入远端直肠内。是有诊断价值的检查,且能与其他排便障碍综合征鉴别。内镜检查可见脱垂的黏膜、肠壁塞满肠腔,黏膜充血、水肿、肥厚,或有散在的小溃疡、出血。

【治疗】

直肠脱垂的治疗依年龄、严重程度的不同而不同,主要是消除直肠脱垂的诱发因素。

幼儿直肠脱垂以保守治疗为主;成人的直肠黏膜脱垂多采用硬化剂注射治疗;成人的完全性直肠脱垂则以手术治疗为主。

第10章

肝脏疾病

第一节　肝的体格检查

　　肝触诊是指用于检查肝是否正常的一项辅助检查方法。肝脏触诊主要用于了解肝下缘的位置和肝的质地、边缘、表面及搏动等。触诊时,被检查者处于仰卧位,两膝关节屈曲,使腹壁放松,并做较深腹式呼吸以使肝上下移动。

　　检查者立于患者右侧用单手或双手触诊。单手触诊法较为常用,检查者将右手四指并拢,掌指关节伸直,与肋缘大致平行地放在右侧腹部估计肝下缘的下方或叩诊肝浊音界的下方,随患者呼气时,手指压向腹壁深部,吸气时,手指缓慢抬起,朝肋缘向上迎触下移的肝缘。如此反复进行,手指逐渐向肋缘移动,直到触及肝缘或肋缘为止,需在右锁骨中线上及前正中线上,分别触诊肝缘并在平静呼吸时分别测量其与肋缘或剑突根部的距离,以厘米表示(图 10-1)。

　　正常成年人的肝,一般在肋缘下触不到,但腹壁松软的瘦长体形者,于深吸气时可于肋弓下触及肝下缘,但在 1cm 以内,在剑突下可触及肝下缘,多在 3cm 以内,但腹上角较锐的瘦长体形者剑突根部下可达 5cm。一般将肝脏质地分为三级:质软、质韧(中等硬度)和质硬。如触之柔软似口唇者为质软,正常肝表面光滑,边缘整齐,且薄厚一致,正常肝脏无压痛且不伴有搏动。

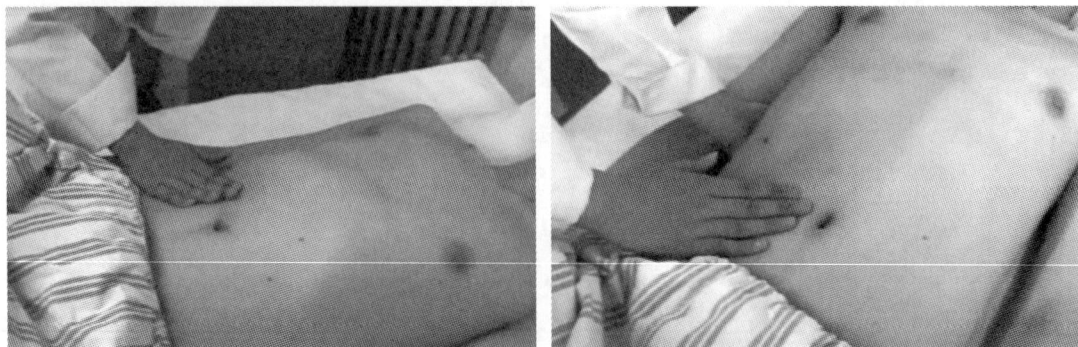

图 10-1　肝脏单手触诊法(左)及双手触诊法(右)

肝触诊异常包括肝下缘的位置及肝的质地、边缘、表面及搏动等异常。肝下移常见于内脏下垂、肺气肿、右侧胸腔大量积液导致膈肌下降时。弥漫性肿大见于肝炎、肝淤血、脂肪肝、早期肝硬化、Budd-Chiari 综合征、白血病、血吸虫病、华支睾吸虫病等。局限性肝肿大常可看到或触到局部膨隆，见于肝脓肿、肝肿瘤及肝囊肿（包括肝包囊虫病）等。肝脏的质地触之似鼻尖者为质韧（中等硬），见于肝炎、脂肪肝及肝淤血时；触之硬如额头者为

质硬，见于肝硬化、肝癌。肝脓肿或囊肿有液体时呈囊性感，大而表浅者可能触到波动感。肝脏边缘的位置异常改变有以下几种：肝脏边缘钝圆常见于脂肪肝或肝淤血；肝脏表面不光滑，呈不均匀的结节状，边缘厚薄也不一致者见于肝癌、多囊肝。肝脏表面呈大块状隆起者，见于巨块型肝癌、肝脓肿和肝包虫病；肝脏呈分叶状似香蕉者，见于肝脏梅毒。

第二节　肝脏的影像学检查

【超声】

B 型超声波检查是现代医学影像诊断最常用的方法，在肝病及其他一些疾病的诊断中具有重要地位。B 超的全名为 B 型超声的显像诊断。B 超是肝病的重要诊断手段。因为肝脏是人体最大的实质性器官，位置固定，最适合超声诊断。使用彩色 B 超，可以进行门静脉血流动力学检测，观察有无门静脉高压情况，而且发展出介入性超声技术，通过这种技术可以对肝脏进行精细的检查和治疗。即在实时超声图像指导下，将各种器械引入肝内进行治疗操作，包括肝穿刺可进行抽吸微量组织做病理学检查，肝脓肿抽脓引流，对肝囊肿、肝癌病灶注入药剂治疗，导管胆汁引流术，肝癌手术过程中进行超声探查等（图10-2）。

肝脏 B 超检查报告通常有各种数据，医师是根据这些数据判断正常与否或是否存在疾患的。但是，由于个体差异很大，而且每次 B 超测定的位置又不可能完全相同，因而每次测定的结果总会有些差异。如果 B 超报告的结果稍为超标，或稍为超过上次测定的结果，不一定就是不正常或者病变加重。曾有学者做过试验，让不同的医师检查同一患者脾脏的厚度，其结果相差 5～15mm。

正常肝实质回声呈较低的细小光点，分

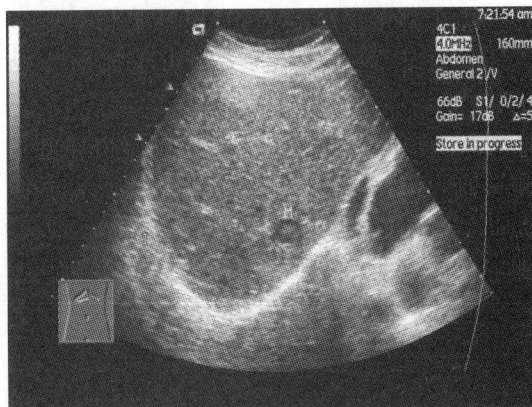

图 10-2　正常肝脏，超声示：肝脏切面轮廓光滑整齐，实质回声光点呈淡而微细，分布均匀

布均匀，肝内门静脉、肝静脉、肝管及其一级分支均能显示。急性肝炎的主要表现是肝体积增大，形态饱满，回声逐渐增粗增密。慢性肝炎迁延不愈，B 超下可见肝脏体积增大或正常，肝实质回声增粗、增强，肝内静脉和胆管系统轻度紊乱，以及胆囊壁增厚、毛糙和脾脏轻度增大等。一般来说，B 超报告上出现"肝实质光点增粗增密"提示肝脏有炎症。但是，所谓的光点多少、粗细并无绝对可靠的客观标准，主要是经验性的，且与仪器的性能有关。

正常肝脏：正常肝脏切面轮廓光滑整齐，胸腹壁下可见进肝光带，下缘有出肝光带。

正常实质回声光点呈淡而微细,分布均匀,无局限性中断及粗大不规则光点。肝实质内可见血管及胆管的管状结构,走行清晰。肝静脉及门静脉明显可见,肝内胆管及肝动脉难辨认。

【X线】

X线片除观察肝影内有无异常密度增高(钙化)或密度减低(透光影)以外,内部结构都不能显示。其次可以观察肝上缘(膈缘)有无异常隆凸,肝下缘(肠气衬托下)位置有无异常。若要观察其活动度则需透视。故X线片诊断价值有限。

【CT/MRI】

CT图像为腹部某一横断图像,需根据各脏器的解剖部位进行扫描。CT可显示肝脏轮廓、大小、密度和内部结构。正常肝脏密度均匀,CT值为40~70Hu,比脾脏高。不同层面上,所显示的肝脏各叶、段的大小及形状有所不同。右纵裂为胆囊窝,左纵裂为肝镰状韧带,中间为肝门,内含肝动脉、门静脉和肝管。左纵裂左侧为左叶,右纵裂右侧为右叶,两裂之间肝门前方为方叶,肝门后方为尾叶(图10-3,图10-4)。

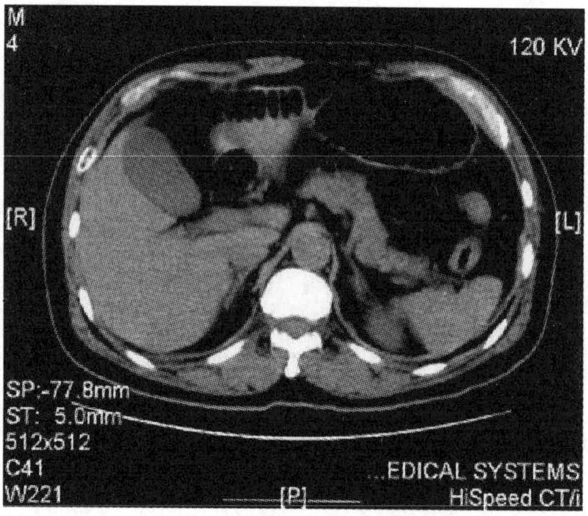

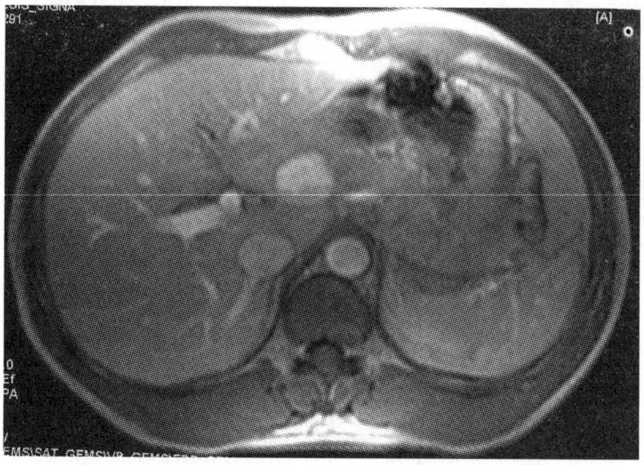

图 10-4　正常肝脏 MRI 图像

图 10-3　正常肝脏 CT 图像

【造影检查】

1. 选择性腹腔动脉-肝动脉造影　肝血管造影是诊断肝脏肿块病变和门脉高压症的重要方法。现用的方法是经皮股动脉穿刺插管造影(图10-5)。

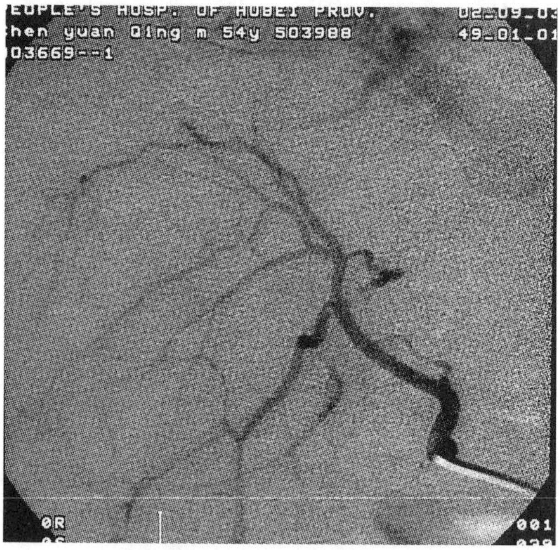

图 10-5　肝动脉造影

2. 门静脉造影　使门静脉及其属支显影,了解其解剖形态及血流动力学的改变、协助选择手术方式及观察疗效等。门静脉造影方法很多,主要有三种:①脾门静脉造影;②脐门静脉造影;③经皮肝穿门脉造影。

【肝脏活检】

经皮肝穿刺是根据负压吸引的原理,采用快速穿刺方法,从肝内抽取少量的肝组织,直接在显微镜下观察其组织形态的改变,再结合临床资料,做出肝病的诊断。但由于所得标本较小,尚难完全代表肝脏的全部病变。但病毒性肝炎、脂肪肝、各种类型的肝硬化等,其肝脏病变呈弥漫性,故虽取出的肝组织较小,但也能比较准确地反映出病变的性质和程度。

第三节　肝脏的实验室检查

肝功能检查的目的在于探测肝脏有无疾病、肝脏损害程度及查明肝病原因、判断预后和鉴别发生黄疸的病因等。目前,肝功能在临床开展的试验种类繁多,不下几十种,但是每一种肝功能试验只能探查肝脏某一方面的某一种功能,到现在为止仍然没有一种试验能反映肝脏的全部功能(表 10-1)。

表 10-1　肝功能检查项目及参考范围

项目	参考范围
谷草转氨酶(AST)	5～40U/L
谷丙转氨酶(ALT)	5～40U/L
直接胆红素(DBIL)	0～7.84μmol/L
总胆红素(TBIL)	0.7～21.7μmol/L
碱性磷酸酶(ALP)	30～90U/L
γ-谷氨酰转移酶(γ-GT)	8～50U/L
总蛋白(TP)	60～80g/L
白蛋白(A)	35～55g/L
球蛋白(G)	20～30g/L
白蛋白/球蛋白	1.5～2.5A/G

因此,为了获得比较客观的肝功能结论,应当选择多种肝功能试验组合,必要时要多次复查。同时在对肝功能试验的结果进行评价时,必须结合临床症状全面考虑肝功能,避免片面性及主观性。由于每家医院的实验室条件、操作人员、检测方法不同,因此不同医院提供的肝功能检验正常值参考范围一般也不相同。

肝功能是多方面的,同时也是非常复杂的。由于肝脏代偿能力很强,加上目前尚无特异性强、敏感度高、包括范围广的肝功能检测方法,因而即使肝功能正常也不能排除肝脏病变。特别是在肝脏损害早期,许多患者肝功能试验结果正常,只有当肝脏损害达到一定的程度时,才会出现肝功能试验结果的异常。同时肝功能试验结果也会受试验技术、试验条件、试剂质量以及操作人员等多种因素影响,因此肝功能试验结果应当由临床医师结合临床症状等因素进行综合分析,然后再确定是否存在疾病,是否需要进行治疗和监测。

以下就每个项目的中文名称、英文代码及有何主要临床意义逐一解读。

1. 反映肝细胞损伤的项目　以血清酶检测常用,包括丙氨酸氨基转移酶(又称谷丙转氨酶,ALT)、门冬氨酸氨基转移酶(又称谷草转氨酶,AST)、碱性磷酸酶(ALP)、γ-谷氨酰转肽酶(γ-GT 或 GGT)等。在各种酶试验中,ALT 和 AST 能敏感地反映肝细胞损伤与否及损伤程度。各种急性病毒性肝炎、药物或酒精引起急性肝细胞损伤时,血清 ALT 最敏感,在临床症状如黄疸出现之前 ALT 就已急剧升高,同时 AST 也升高,但是 AST 升高程度低于 ALT。而在慢性肝炎和肝硬化时,AST 升高程度超过 ALT,因此 AST 主要反映的是肝脏损伤的程度。

在重症肝炎时,由于大量肝细胞坏死,血中 ALT 逐渐下降,而此时胆红素却进行性升高,即出现"胆酶分离"现象,这常常是肝坏死的前兆。在急性肝炎恢复期,如果出现 ALT 正常而 γ-GT 持续升高,常常提示肝炎慢性化。患慢性肝炎时如果 γ-GT 持续超过正常参考值,提示慢性肝炎处于活动期。

2. 反映肝脏分泌和排泄功能的项目
包括总胆红素（TBIL）、直接胆红素（DBIL）、总胆汁酸（TBA）等的测定。当患有病毒性肝炎、药物或酒精引起的中毒性肝炎、溶血性黄疸、恶性贫血、阵发性血红蛋白尿症及新生儿黄疸、内出血等时，都可以出现总胆红素升高。直接胆红素是指经过肝脏处理后，总胆红素中与葡萄糖醛酸基结合的部分。直接胆红素升高说明肝细胞处理胆红素后的排出发生障碍，即发生胆道梗阻。如果同时测定 TBIL 和 DBIL，可以鉴别诊断溶血性、肝细胞性和梗阻性黄疸。溶血性黄疸：一般 TBIL<85μmol/L，直接胆红素/总胆红素<20%；肝细胞性黄疸：一般 TBIL<200μmol/L，直接胆红素/总胆红素>35%；阻塞性黄疸：一般 TBIL>340μmol/L，直接胆红素/总胆红素>60%。

另外，γ-GT、ALP 也是很敏感地反映胆汁淤积的酶类，它们的升高主要提示可能出现了胆道阻塞方面的疾病。

3. 反映肝脏合成贮备功能的项目 包括前白蛋白（PA）、白蛋白（Alb）、胆碱酯酶（CHE）和凝血酶原时间（PT）等。它们是通过检测肝脏合成功能来反映其贮备能力的常规试验。前白蛋白、白蛋白下降提示肝脏合成蛋白质的能力减弱。当患各种肝病时，病情越重，血清胆碱酯酶活性越低。如果胆碱酯酶活性持续降低且无回升迹象，多提示预后不良。肝胆疾病时 ALT 和 GGT 均升高，如果同时 CHE 降低者为肝脏疾患，而正常者多为胆道疾病。另外，CHE 增高可见于甲状腺功能亢进、糖尿病、肾病综合征及脂肪肝。凝血酶原时间（PT）延长揭示肝脏合成各种凝血因子的能力降低。

4. 反映肝脏纤维化和肝硬化的项目
包括白蛋白（Alb）、总胆红素（TBIL）、单胺氧化酶（MAO）、血清蛋白电泳等。当患者患有肝脏纤维化或肝硬化时，会出现血清白蛋白和总胆红素降低，同时伴有单胺氧化酶升高。

血清蛋白电泳中 γ 球蛋白增高的程度可评价慢性肝病的演变和预后，提示肝巨噬细胞（枯否氏细胞）功能减退，不能清除血循环中内源性或肠源性抗原物质。

此外，近几年在临床上应用较多的是透明质酸（HA）、层黏蛋白（LN）、Ⅲ型前胶原肽和Ⅳ型胶原。测定它们的血清含量，可反映肝脏内皮细胞、贮脂细胞和成纤维细胞的变化，它们的血清水平升高常常提示患者可能存在肝纤维化和肝硬化。

5. 反映肝脏肿瘤的血清标志物 目前可以用于诊断原发性肝癌的生化检验指标只有甲胎蛋白（AFP）。甲胎蛋白最初用于肝癌的早期诊断，它在肝癌患者出现症状之前 8 个月就已经升高，此时大多数肝癌患者仍无明显症状，这些患者经过手术治疗后，预后得到明显改善。现在甲胎蛋白还广泛地用于肝癌手术疗效的监测、术后的随诊及高危人群的随访。不过正常怀孕的妇女、少数肝炎和肝硬化、生殖腺恶性肿瘤等情况下甲胎蛋白也会升高，但升高的幅度不如原发性肝癌那样高。另外，有些肝癌患者甲胎蛋白值可以正常，故应同时进行影像学检查如 B 超、CT、磁共振（MRI）和肝血管造影等，以此增加诊断的可靠性。

值得提出的是 α-L-岩藻糖苷酶（AFU），血清 AFU 测定对原发性肝癌诊断的阳性率在 64%～84%，特异性在 90% 左右。AFU 以其对检出小肝癌的高敏感性，对预报肝硬变并发肝癌的高特异性，和与 AFP 测定的良好互补性，被公认为是肝癌诊断、随访和肝硬变监测的不可或缺的手段。另外血清 AFU 活性测定在某些转移性肝癌、肺癌、乳腺癌、卵巢或子宫癌之间有一些重叠，甚至在某些非肿瘤性疾患如肝硬化、慢性肝炎和消化道出血等也有轻度升高，因此要注意鉴别。

另外在患有肝脏肿瘤时，γ-GT、ALP、亮氨酸氨基转肽酶（LAP）等也常常出现升高。

第四节　脂　肪　肝

【临床表现】

脂肪肝的临床表现多样,轻度脂肪肝多无临床症状,仅有疲乏感,而多数脂肪肝患者较胖。脂肪肝患者多于体检时偶然发现。中、重度脂肪肝有类似慢性肝炎的表现,可有食欲缺乏、疲倦乏力、恶心、呕吐、肝区或右上腹隐痛等。肝脏轻度肿大可有触痛,质地稍韧、边缘钝、表面光滑,少数患者可有脾肿大和肝掌。当肝内脂肪沉积过多时,可使肝被膜膨胀、肝韧带牵拉,而引起右上腹剧烈疼痛或压痛、发热、白细胞计数增多,易误诊为急腹症而做剖腹手术。此外,脂肪肝患者也常有舌炎、口角炎、皮肤淤斑、四肢麻木、四肢感觉异常等末梢神经炎的改变。少数患者也可有消化道出血、牙龈出血、鼻出血等。重度脂肪肝患者可以有腹腔积液和下肢水肿、电解质紊乱如低钠、低钾血症等,脂肪肝表现多样,遇有诊断困难时,可做肝活检确诊。

【影像学检查】

1. 超声　B 超现已作为脂肪肝的首选诊断方法,并广泛用于人群脂肪肝发病率的流行病学调查。B 超可检出肝脂肪含量达 30% 以上的脂肪肝,肝脂肪含量达 50% 以上的脂肪肝,超声诊断敏感性可达 90%。亦有报道认为,在非纤维化的肝脏中,超声诊断脂肪肝的敏感性达 100%。弥漫性脂肪肝多表现为:①肝肾对比或肝肾回声差异,肝实质回声强度＞肾回声;②肝前后部回声差异,近场回声密集增强而远场衰减;③肝内管道结构特别是静脉变细不清;④肝脏轻度或中度肿大。局限性脂肪肝包括局灶型、段叶型及不均匀型。多表现为肝内散射增强局限于某叶或局部,而其他肝组织回声正常。

2. CT　大多数脂肪浸润广泛而均匀,少数为局限性,CT 表现为肝脏密度减低,普遍低于脾、肾和肝内血管,增强后肝内血管影显示得非常清楚,其形态走向均无异常。CT 值的高低与肝脂肪沉积量呈明显负相关,因脾脏 CT 值常较固定,故肝/脾 CT 值的比值可作为衡量脂肪肝程度的参考标准,或作为随访疗效的依据(图 10-6)。

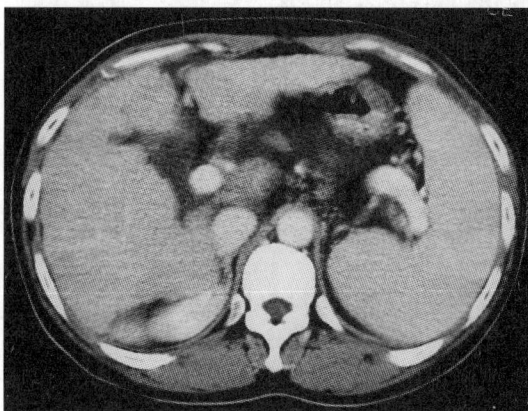

图 10-6　脂肪肝 CT 图像,可见肝脏密度明显低于脾脏

【治疗】

1. 一般治疗　①找出病因;②调整饮食结构;③适当增加运动;④补硒。

2. 药物治疗　到目前为止,西药尚无防治脂肪肝的有效药物,以中药长期调理性的治疗较好。西药常选用保护肝细胞、去脂药物及抗氧化药等。

第五节 肝 硬 化

肝硬化是临床常见的慢性进行性肝病，由一种或多种病因长期或反复作用形成的弥漫性肝损害。在我国大多数为肝炎后肝硬化，少部分为酒精性肝硬化和血吸虫性肝硬化。病理组织学上有广泛的肝细胞坏死、残存肝细胞结节性再生、结缔组织增生与纤维隔形成，导致肝小叶结构破坏和假小叶形成，肝脏逐渐变形、变硬而发展为肝硬化。

【临床表现】

肝硬化往往起病缓慢，症状隐匿。在肝硬化初期，患者的临床表现取决于原发疾病。许多患者并无任何症状，部分患者诉乏力、食欲缺乏、体重减轻、腹胀、腹泻、皮肤瘙痒（特别是原发性胆汁性肝硬化患者）及低热。男性可有性欲减退，女性可有月经减少或过早闭经。后期则以肝功能损害和门脉高压为主要表现，并有多系统受累，晚期常出现上消化道出血、肝性脑病、继发感染、脾功能亢进、腹水、癌变等并发症。

【影像学检查】

1. 超声 典型肝硬化的 B 超检查结果是肝脏体积缩小，形态不规则，表面不平滑，包膜增厚，实质回声增高、分布不均，有时可见低回声结节，门静脉系统扩张、扭曲和侧支循环扩大，脾中度或重度肿大等。应该说 B 超对中晚期肝硬化有重要的诊断价值。有经验的检查者有可能发现早期肝硬化的声像改变，但 B 超的"早期肝硬化"诊断是根据超声特点做出的，与临床上诊断的肝硬化不一定能够完全相符（图 10-7）。

2.CT 肝实质破坏后，引起不同程度的脂肪浸润、纤维组织增生和再生结节出现。主要表现如下。①大小：早期广泛脂肪变致肝增大，晚期肝缩小，肝左、右叶大小比例失调，肝门和纵裂增宽。②外形：结节突出使肝外缘凸凹不平，也使原为凹陷的内侧缘隆突。③密度：脂肪变时减低。局限性减低，有时难以与原发或继发癌病灶鉴别。④脾大是肝硬化重要的间接征象，但并非所有肝硬化均发生脾大。门脉高压时可见脾门附近出现粗大、纤曲血管的影像。⑤腹水征：肝与腹壁间距离增大，出现水样密度带状影（图 10-8）。

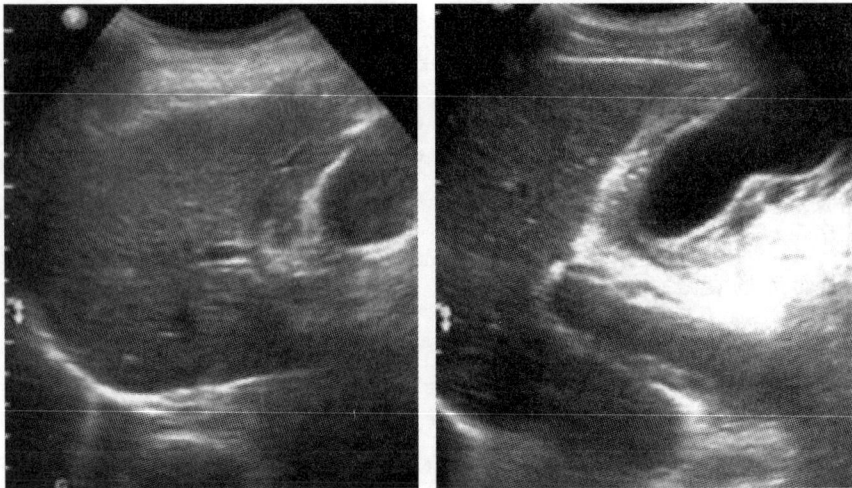

图 10-7 肝硬化 B 超图像

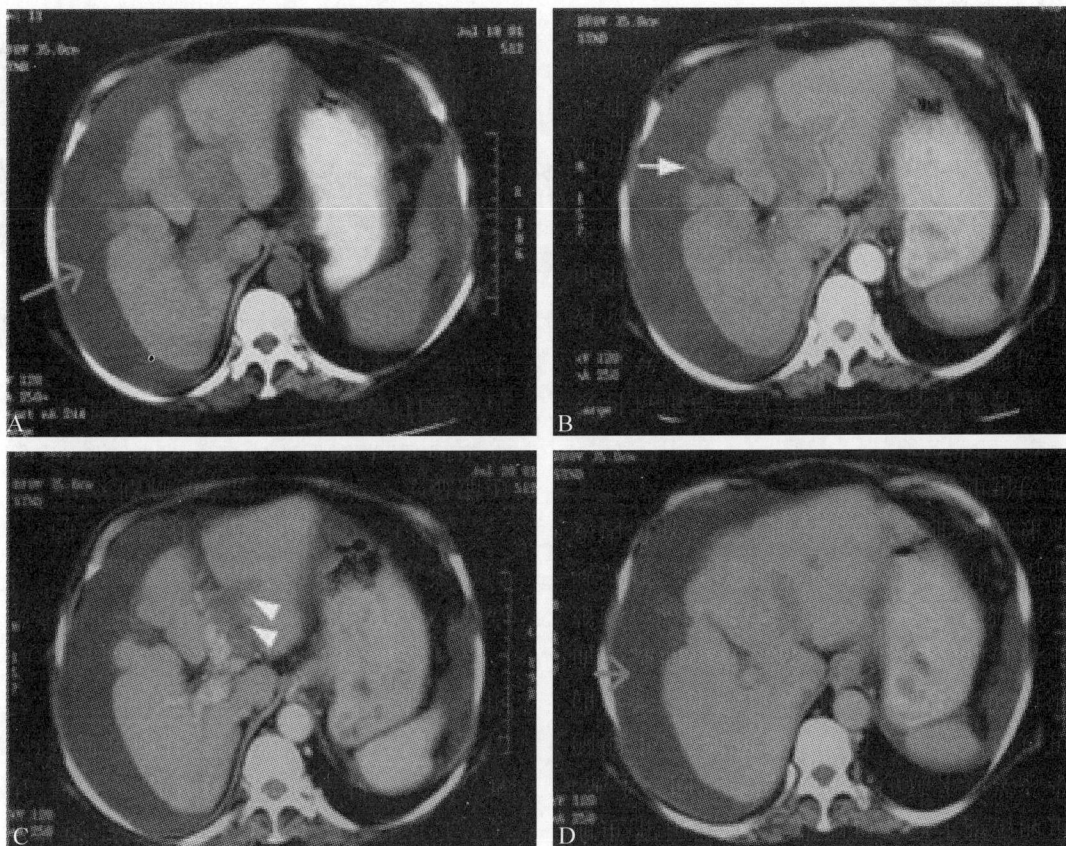

图 10-8　肝硬化 CT 图像，可见肝裂增宽及腹水

【病理】

通常肝活检被认为是肝纤维化分期诊断的金标准。其诊断价值远高于血液生化、影像学检查诊断价值。而且通过治疗前后肝脏组织的病理变化是评判药物疗效最可靠、最客观的指标。

【治疗】

肝硬化患者治疗主要有以下几点。①一般治疗：注意休息，饮食以高热量、高蛋白质、维生素丰富而可口的食物为宜。②药物治疗：补充各种维生素，应用保护肝脏药物。注意不要滥用药物，否则，将加重肝脏负担而适得其反。③抗病毒治疗：若为病毒性肝炎所致肝硬化，则根据情况决定是否抗病毒治疗。④治疗并发症，如上消化道出血、腹水、并发症等。⑤肝移植。⑥中医治疗。

第六节　肝　脓　肿

细菌性肝脓肿的致病菌多为大肠埃希菌、金黄色葡萄球菌、厌氧链球菌、类杆菌属等。单个性肝脓肿容积有时可以很大，多个性肝脓肿的直径则可在数毫米至数厘米之间，数个脓肿可融合成一个大脓肿。

阿米巴性肝脓肿是肠道阿米巴感染的并发症，绝大多数是单发的，主要应与细菌性肝脓肿鉴别。首先应考虑非手术治疗，以抗阿米巴药物治疗和必要时反复穿刺吸脓及支持疗法为主，大多数患者可获得良好疗效。

【临床表现】

不规则的脓毒性发热,尤以细菌性肝脓肿更显著。肝区持续性疼痛,随深呼吸及体位移动而剧增。由于脓肿所在部位不同可以产生相应的呼吸系统、腹部症状。常有腹泻病史。肝右叶脓肿可穿破而形成膈下脓肿,也可向右胸穿破,左叶脓肿则偶可穿入心包,脓肿如向腹腔穿破,则发生急性腹膜炎。少数情况下,胆管性肝脓肿穿破血管壁,引起大量出血,从胆道排出。在临床上表现为上消化道出血。

【诊断】

白细胞及中性粒细胞升高尤以细菌性肝脓肿明显,阿米巴肝脓肿粪中偶可找到阿米巴包囊或滋养体,酶联免疫吸附(ELISA)测定血中抗阿米巴抗体,可帮助确定脓肿的性质,阳性率为 85%~95%。B 型超声检查可明确其部位和大小,其阳性诊断率可达 96% 以上,为首选的检查方法,对诊断及确定脓肿部位有较肯定的价值,早期脓肿液化不全时需与肝癌鉴别。X 线检查可见,右叶脓肿可使右膈肌升高,肝阴影增大或有局限性隆起,有时出现右侧反应性胸膜炎或胸腔积液。左叶脓肿,X 线钡餐检查有时可见胃小弯受压、推移现象。CT 表现为边界清楚的圆形或椭圆形低密度区,CT 值因脓腔内容物成分不同而差别也大。如含气体,可见气液面,即可确定诊断。增强扫描以脓肿边缘呈环形征。诊断根据病史,临床表现,以及 B 型超声和 X 线检查,即可诊断本病。必要时可在肝区压痛最剧处或超声探测导引下施行诊断性穿刺,抽出脓液即可证实本病(图 10-9)。

【治疗】

细菌性肝脓肿是一种严重的疾病,必须早期诊断,积极治疗。对于急性期肝局限性

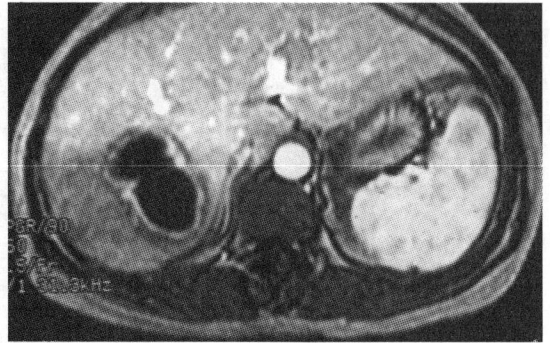

图 10-9 肝脓肿 CT 图像

炎症,脓肿尚未形成或多发性小脓肿,应给予积极的内科保守治疗。在治疗原发病灶的同时,使用大剂量抗生素和全身支持疗法,控制炎症,促进炎症的吸收。对于单个较大的肝脓肿可在 B 超引导下穿刺吸脓,尽可能吸尽脓液后注入抗生素至脓腔内,也可置管引流脓液。对于慢性厚壁肝脓肿和肝脓肿切开引流后脓肿壁不塌陷、留有死腔或窦道长期流脓不愈合,以及肝内胆管结石合并左外叶多发性肝脓肿,且肝叶已严重破坏、失去正常功能者,可行肝叶切除术。阿米巴性肝脓肿及真菌性肝脓肿,首先考虑内科保守治疗,全身使用抗阿米巴药物及抗真菌药物,其他治疗原则与细菌性肝脓肿基本相同。

【典型病例】

患者,男,55 岁。确诊糖尿病 5 年。近 1 个月来右上腹不适、疼痛,血白细胞明显升高,肿瘤指标(AFP,CEA,CA125,CA199)均正常。CT 表现:右肝后下段示圆形低密度,密度不均,中心区呈更低密度,强化时内部可见分隔,边缘部分轻度强化,但可见明显分层结构及晕征。诊断:肝脓肿。

治疗方案:全身支持治疗,予大剂量抗生素控制炎症,行超声引导下穿刺吸脓。

第七节　肝　囊　肿

肝囊肿是一种较常见的肝脏良性疾病,可分为寄生虫性、非寄生虫性和先天遗传性。超声显像广泛应用以来,无症状的先天性肝囊肿十分常见,且常为多发,以女性较多,常伴多囊肾。先天性肝囊肿囊壁由上皮细胞组成,囊液多呈无色或透明,有出血者可呈棕色,多发囊肿常较小而遍布肝各部。

【临床表现】

肝囊肿因生长缓慢可长期或终身无症状,常在 B 超检查时偶然发现。其主要临床表现随囊肿位置、大小、数目、有无压迫邻近器官和有无并发症而异。约 20% 的患者有症状,临床上较常见的症状如下。①胃肠道症状:当囊肿增大并压迫胃、十二指肠和结肠时,可引起餐后饱胀、食欲减退、恶心和呕吐等;②腹痛:大而重的囊肿可引起上腹膨胀不适、隐痛或轻度钝痛。突发剧痛或出现腹膜炎的症状体征时,提示有囊肿出血或破裂等并发症发生;③腹部包块:发现腹部包块是许多患者的主要初发表现;④黄疸:肝门邻近的囊肿压迫肝管或胆总管可引起轻度黄疸,其发生率较低,仅在约 5% 的病例中出现。

【影像学检查】

1. 超声　B 型超声检查诊断肝囊肿具有敏感性高、无创伤、简便易行等优点,<1cm 的囊肿也易检出,准确率达 98%,而且能确定囊肿的性质、部位、大小、数目及累及肝脏的范围,为本病的首选检查方法。肝囊肿的声像图表现为肝内有圆形或椭圆形液性暗区,囊壁菲薄,边缘整齐光滑,与周围组织境界清楚,囊肿后壁及深部组织回声增强,壁常伴折射声影。

2. X 线　X 线片表现可因囊肿的大小、位置而异,可有肝脏增大、膈肌抬高和胃肠受压移位等现象。单发囊肿有时囊壁出现钙化影。

3. CT　CT 检查能准确显示肝囊肿的部位、大小、范围及性质,确诊率达 98%。CT片上肝囊肿为境界清楚、密度均匀、圆形或椭圆的低密度区,静脉造影后无增强表现(图10-10,图 10-11)。

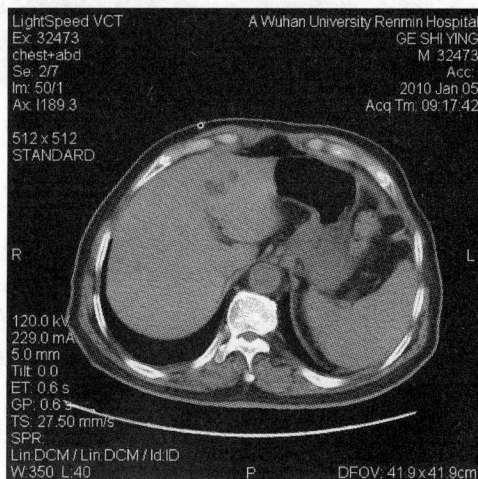

图 10-10　肝囊肿,CT 显示:肝左叶多发边界清楚低密度区

4. 核素　核素扫描有助于肝囊肿的定位诊断,显示肝内有边缘整齐光滑的占位性病变,但与肝脓肿、肝癌的扫描结果相似,难以鉴别,临床上已很少使用。

5. 选择性血管造影　肝动脉造影见肝囊肿呈圆形、边缘清晰的无血管区,其周围血管被推移呈弓形。

6. 内镜　腹腔镜检查对表浅的单纯性囊肿的诊断有价值,并可指导穿刺抽液。

【治疗】

肝囊肿的治疗应视其大小、性质及有无并发症而定。体积小,无症状的肝囊肿无须处理。直径 5cm 并出现压迫症状者可在超声引导下穿刺抽液,以缓解压迫症状。囊肿有感染时宜行外引流术。当有并发症出现如囊肿破裂、囊内出血或囊肿巨大压迫邻近器官者需行外科手术治疗。

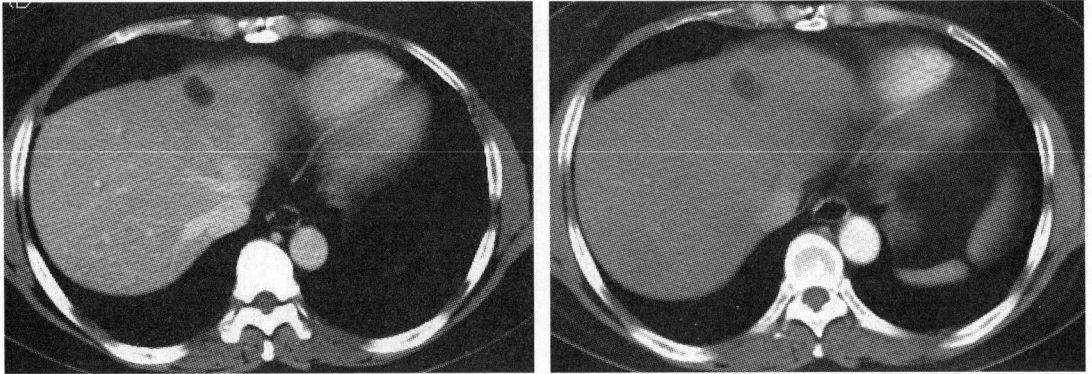

图 10-11　肝囊肿,增强 CT 图像,平衡期(左)及动脉期(右)

第八节　肝包虫病

肝包虫病也称肝棘球蚴病,系绦虫的蚴或包囊感染所致。细粒棘球绦虫寄生在狗体内,是终宿主,人、羊和牛是中间宿主。人与人之间不传染。

直接感染主要是与狗密切接触,皮毛上的虫卵污染手后经口感染。若狗粪中的虫卵污染蔬菜或水源,尤其是人畜共饮同一水源,也可以间接感染。在干旱多风地区,虫卵随风飘扬,也有可能发生呼吸道感染。吞食的虫卵在肠道内经消化液的作用,蚴即脱壳而出,穿过肠黏膜进入门静脉系统,大部分蚴被阻而留在肝内,少数可通过肝随血流到肺,甚至播散到脑、眼眶、脾、肾、肌等。蚴在体内发育成为包虫囊。

【临床表现】

患者常具有多年病史、病程呈渐进性发展。初期症状不明显,可于偶然中发现上腹包块开始引起注意。发展至一定阶段时,可出现上腹部胀满感,轻微疼痛或压迫邻近器官所引起的相应症状。如肿块压迫胃肠道时,可有上腹不适、食欲减退、恶心、呕吐和腹胀等。位于肝顶部的囊肿可使膈肌向上抬高,压迫肺而影响呼吸;位于肝下部的囊肿可压迫胆道,引起阻塞性黄疸,压

迫门静脉可产生腹水。更常见的情况是患者因各种并发症而就诊。如因过敏反应可有皮肤瘙痒、荨麻疹。囊肿的继发性感染是很常见的症状。

【影像学检查】

1. B 超　B 超检查精确、经济,为首选检查方法。囊肿呈圆形或类圆形,壁较厚,边界清楚、光整,囊内可见子囊,其中可见光环、光团或活动光点。

2. X 线　大的包虫囊可致右侧膈肌抬高,活动受限。外囊钙化,可显示环形或弧形钙化影。含气的囊液可显示气液面。

3. CT　CT 检查有与 B 超类似的发现,还能显示囊肿与肝内结构的解剖关系。可见肝内圆形或类圆形低密度区,CT 值可在 14～25HU,边界清楚,壁薄,囊壁常有钙化,大囊之内可有多个子囊。

疑有胆道受累时,可行 ERCP 或 PTC 检查。

【实验室检查】

1. 嗜酸粒细胞计数　升高,通常为 4%～12%。囊肿破裂尤其是破入腹腔者,嗜酸粒细胞显著升高,有时可达 30% 以上。

2. 肝包虫病包虫囊液皮内实验（Casoni 试验） 本试验阳性率可达 90%～93%，囊肿破裂或并发感染时阳性率增高，包囊坏死或外囊钙化可转为阴性，手术摘除包囊后阳性反应仍保持约 2 年。肝癌、卵巢癌及结核包块等可有假阳性。

3. 肝包虫病补体结合试验 阳性率为 80%～90%，若棘球蚴已死或包虫囊肿破裂，则此试验不可靠。但此法有助于判断疗效。切除囊肿 2～6 个月后，此试验转为阴性。如手术一年后补体结合试验仍呈阳性，提示体内仍有包虫囊肿残留。

4. 间接血凝法试验 特异性较高，罕见假阳性反应，阳性率为 81%，摘除包囊一年以上，常转为阴性。可借此判定手术效果及有无复发。

【治疗】

手术治疗为本病的主要治疗手段。手术的原则是清除内囊，防止囊液外溢，消灭外囊残腔，预防感染。

【典型病例】

患者，女，56 岁，因体检发现肝占位入院。家中养羊 8 年。入院后查体：生命体征平稳，皮肤、巩膜无黄染，腹软，肝脾肋下未扪及，腹部无压痛，无反跳痛及肌紧张。行腹部 B 超提示：肝左外侧叶囊性包块，肝包虫病可能性大。腹部 CT 检查提示肝左外侧叶多个囊性占位，最大约 8cm×6cm，考虑为肝包虫病。血嗜酸性粒细胞增高达 28%，免疫学肝包虫抗原皮试阳性，IgG 抗体阳性。诊断：肝包虫病。

治疗方案：行肝左外侧叶切除术。

第九节 原发性肝癌

原发性肝癌是我国常见的恶性肿瘤之一，高发于东南沿海地区。我国肝癌患者的中位年龄为 40—50 岁，男性比女性多见。近年来其发病率有增高趋势，1995 年卫生部统计，我国肝癌年病死率占肿瘤病死率的第 2 位。原发性肝癌的病因尚未确定，目前认为与肝硬化、病毒性肝炎、黄曲霉素等某些化学致癌物质和水土因素有关。原发性肝癌的大体病理形态可分三型：结节型、巨块型和弥漫型。按肿瘤大小分类为：微小肝癌（直径≤2cm），小肝癌（>2cm，≤5cm），大肝癌（>5cm，≤10cm）和巨大肝癌（>10cm）（图 10-12）。

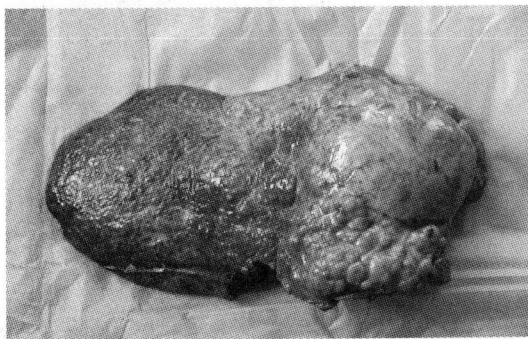

图 10-12 巨大肝癌手术切除标本

【临床表现】

原发性肝癌早期缺乏典型症状，常见临床表现如下。①肝区疼痛：有半数以上患者以此为首发症状，多为持续性钝痛、刺痛或胀痛；②全身和消化道症状：早期常不易引起注意，主要表现为乏力、消瘦、食欲减退、腹胀等；③肝肿大：为中、晚期肝癌最常见的主要体征。肝肿大呈进行性，质地坚硬，边缘不规则，表面凹凸不平呈大小结节或巨块。癌肿位于肝右叶顶部者可使膈肌抬高，肝浊音界上升。此外，如发生肺、骨、脑等处转移，可产生相应症状。少数患者还可有低血糖症、红细胞增多症、高血钙和高胆固醇血症等特殊表现。原发性肝癌的并发症主要有：肝性昏迷、上消化道出血、癌肿破裂出血及继发感染。

诊断与鉴别诊断肝癌出现了典型症状，诊断并不困难，但往往已非早期。所以，凡是中年以上，特别是有肝病史的病人，如有原因不明的肝区疼痛、消瘦、进行性肝大者，应及时做详细检查。

【影像学检查】

1. 超声 是目前有较好诊断价值的非侵入性检查方法，并可用作高发人群中的普查工具。采用分辨率高的 B 型超声显像仪检查，可显示肿瘤的大小、形态、所在部位以及肝静脉或门静脉内有无癌栓等，其诊断符合率可达 90% 左右。用 B 型超声显像提取超声多普勒血流频谱信号及彩色多普勒血流成像三功仪检查，可提高肝癌的确诊率，并有助于与转移性肝癌、肝血管瘤等的鉴别（图 10-13）。

2. X 线 腹部 X 线片可见肝阴影扩大，肝右叶的癌肿常可见右侧膈肌升高或呈局限性凸起。位于肝左叶或巨大的肝癌，X 线钡餐检查可见胃和横结肠被推压现象。

3. CT CT 具有较高的分辨率，对肝癌的诊断符合率可达 90% 以上，可检出直径 1.0cm 左右的微小癌灶。应用动态增强扫描可提高分辨率，有助于鉴别血管瘤。应用 CT 动态扫描与动脉造影相结合的 CT 血管造影（CTA），可提高小肝癌的检出率。多层螺旋 CT、三维 CT 成像更提高了分辨率和定位的精确性。CT 扫描见大多数肝癌为低密度，但少数肝癌可为等密度，CT 不易发现。低密度灶为圆形、椭圆形、分叶形或不规则形。瘤内因坏死、液化等可出现更低密度区，中间和边缘可见瘤结节。另外，还应注意一些间接征象，如肝外形有局限性隆突、肝门、胆囊、胰腺和胃移位等。

4. 磁共振成像（MRI） 价值与 CT 相仿，对良、恶性肝内占位病变，特别与血管瘤的鉴别优于 CT，且可进行肝静脉、门静脉、下腔静脉和胆道重建成像，可显示这些管腔内有无癌栓。

5. 选择性腹腔动脉或肝动脉造影 本检查对血管丰富的癌肿，其分辨率低限约 1cm，对 <2.0cm 的小肝癌其阳性率可达 90%。由于属于创伤性检查，当上述检查不易确诊，必要时才考虑采用。

6. 穿刺病理检查 肝脏组织活检创伤较大，很多患者不易接受，在临床也不把肝活检作为常规检查。一般必须要做肝穿刺的患者都是肝病已经发展到一定阶段，肝脏破坏较重，大量的肝细胞已经变性坏死，纤维组织增生，正常的肝小叶结构和血管也遭到破坏，有假小叶形成，一般来讲已经到了肝硬化的阶段。肝穿刺活检准确率在 80% 以上，是目前比较好的检查手段。

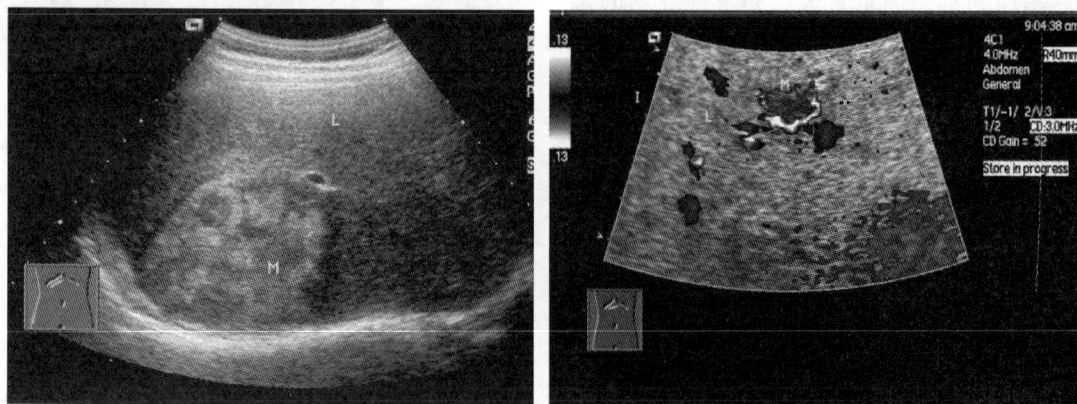

图 10-13 肝癌超声图像（左）及超声血流成像（右）

【实验室检查】

1. 血清甲胎蛋白（AFP）测定　本法对诊断肝细胞癌有相对的专一性。放射免疫法测定持续血清 $AFP > 400\mu g/L$，并能排除妊娠、活动性肝病、生殖腺胚胎源性肿瘤等，即可考虑肝癌的诊断。AFP 低度升高者，应做动态观察，并结合肝功能变化或其他血液酶学等改变及影像学检查加以综合分析判断。临床上约 30% 的肝癌患者 AFP 为阴性。如同时检测 AFP 异质体，可使肝癌的阳性率明显提高。

2. 血液酶学及其他肿瘤标记物检查　肝癌患者血清中 γ-谷氨酰转肽酶及其同工酶、异常凝血酶原、碱性磷酸酶、乳酸脱氢酶同工酶等可高于正常。但由于缺乏特异性，多用于与 AFP、AFP 异质体等联合检测，结合 AFP 分析，有助于提高肝癌的确诊率。

【治疗】

早期诊断，早期治疗，根据不同病情进行综合治疗，是提高疗效的关键。而早期施行手术切除仍是目前首选的、最有效的治疗方法。

1. 手术治疗。

（1）肝切除：目前仍是治疗肝癌首选的和最有效的方法。

（2）对不能切除的肝癌的外科治疗：可根据具体情况，术中采用肝动脉结扎、肝动脉化疗栓塞、射频、冷冻、激光、微波等治疗，都有一定的疗效。

（3）根治性切除术后复发肝癌的再手术治疗：对根治性切除术后患者定期随诊，监测甲胎蛋白和 B 超等影像学检查，早期发现复发，如一般情况良好、肝功能正常，病灶局限允许切除，可施行再次切除。

（4）肝癌破裂出血的患者，可行肝动脉结扎或动脉栓塞术，也可做射频或冷冻治疗，情况差者或仅做填塞止血。如全身情况较好、病变局限，在技术条件具备的情况下，可行急诊肝叶切除术治疗。对出血量较少，血压、脉搏等生命体征尚稳定，估计肿瘤又不可能切除者，也可在严密观察下进行输血，应用止血药等非手术治疗。

2. B 超引导下经皮穿刺肿瘤行射频、微波或注射无水乙醇治疗，以及体外高能超声聚焦疗法等。这些方法适用于瘤体较小而又不能或不宜手术切除者，特别是肝切除术后早期肿瘤复发者。它们的优点是安全、简便、创伤小，有些患者可获得较好的治疗效果。

3. 化学药物治疗。原则上不做全身化疗。经剖腹探查发现癌肿不能切除，或作为肿瘤姑息切除的后续治疗者，可采用肝动脉和（或）门静脉置泵（皮下埋藏式灌注装置）做区域化疗栓塞。对未经手术而估计不能切除者，也可行放射介入治疗，即经股动脉做超选择性插管至肝动脉，注入栓塞剂（常用如碘化油）和抗癌药行化疗栓塞，有一定姑息性治疗效果，可使肿瘤缩小，部分患者可因此获得手术切除的机会。

4. 放射治疗。对一般情况较好，肝功能尚可，不伴有肝硬化，无黄疸、腹水，无脾功能亢进和食管静脉曲张，癌肿较局限，尚无远处转移而又不适于手术切除或手术后复发者，可采用放射为主的综合治疗。

5. 生物治疗。主要是免疫治疗，可与化疗等联合应用。还有应用肿瘤浸润淋巴细胞（TIL）等免疫活性细胞，行过继性免疫治疗等，但多在探索阶段。

6. 中医中药治疗。

【典型病例】

患者，男，50 岁。上腹部疼痛 2 个月余。患者于 2 个月前出现肝区持续性钝痛，疼痛牵涉至右肩部，伴乏力、消瘦、食欲减退，有低热症状。查体：全身皮肤无黄染，巩膜轻度黄染，右侧肋下可触及肿大肝脏，质硬，压痛阳性。腹部 B 超提示肝右叶占位性病变。上腹部 CT 显示：肝右叶 8cm×7cm 低密度占位性病变，边缘模糊。乙肝五项：HBsAg（＋）、anti-HBs（－）、HBeAg（－）、anti-HBe

（＋）、anti -HBc（＋）。肝功能异常。AFP 1000ng/ml。诊断:原发性肝癌。

治疗方案:右半肝切除术,术后行门静脉置泵化疗。

第十节　继发性肝癌

继发性肝癌又称转移性肝癌,人体全身各部位发生的恶性肿瘤,都可以通过血液或淋巴系统转移至肝脏,邻近器官的肿瘤更可以直接浸润肝脏,形成继发性肝癌。尸检证实在各种转移性肿瘤中,转移性肝癌占41％,其中57％来自消化系统的原发肿瘤,尤以结、直肠易发生。

【临床表现】

继发性肝癌常以肝外原发肿瘤所引起的症状为主要表现,肝转移癌结节较小时,一般无症状,常在实验室或影像学检查时方才被发现。甚至少数诊断为肝转移癌患者找不到肝外的原发病变。随着转移病灶的增大,可出现上腹或肝区不适或隐痛,病情发展,则出现乏力、发热、体重下降等。体检可扪及肿大的肝或触及坚硬的癌结节。晚期患者可出现贫血、黄疸、腹水等。

【辅助检查】

B超、CT、MRI 和 PET-CT 等影像学检查有重要诊断价值。肿瘤标志物:CEA、CA19-9、CA125 等对胃癌、结直肠癌、胆囊癌、胰腺癌、肺癌、卵巢癌等的肝转移具有诊断价值。为了解肝脏的功能,为下一步可能

的肝脏手术治疗提供必要的数据,要进行血尿便常规、凝血功能、肝功能检查。为了和原发性肝癌鉴别,甲胎蛋白、乙肝或丙肝的病毒学检查也是必要的(图 10-14)。

【治疗】

继发性肝癌须根据原发性肿瘤的治疗情况,统筹计划行综合治疗。肝病变的治疗方法与原发性肝癌相似,如转移癌病灶为孤立性,或虽为多发但局限于肝的一叶或一段,而原发肿瘤已被切除,如患者全身情况允许,又无其他部位转移者,应首选肝叶(段)切除术。如原发和肝继发性肿瘤同时发现又均可切除,且符合肝切除条件者,则可根据患者耐受能力,采取与原发肿瘤同期或分期手术治疗。术中B超检查,有助于发现肝内新病灶,从而修正原定的手术方案。对不适应手术切除的肝继发性肿瘤或术中发现不能手术切除者,根据患者全身及原发肿瘤情况,对肝转移癌可根据癌灶部位、数量等选用肝动脉化疗。栓塞(TACE),无水乙醇注射(PEI)、射频消融、冷冻等局部治疗,也可与手术切除相互补充。本病预后与原发癌的性质、原发和继发癌发现时的严重程度,以及对治疗的反应等多种因素有关。

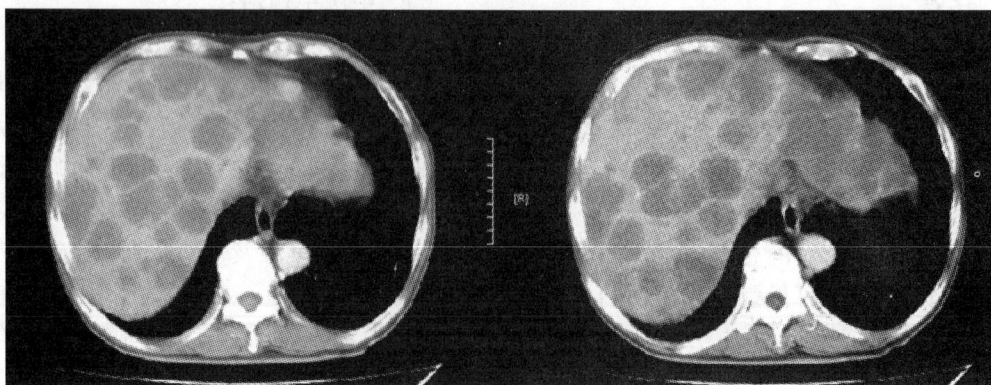

图 10-14　继发性肝癌 CT 图像

第十一节　肝良性肿瘤

肝良性肿瘤的种类很多，如肝细胞腺瘤、肝管细胞腺瘤、血管瘤、错构瘤等。其中比较常见的是海绵状血管瘤。肿瘤多较小且有包膜，不引起临床症状，常因其他原因做肝检查时偶然发现。肿瘤较大或出血可造成肝区胀痛（图 10-15）。

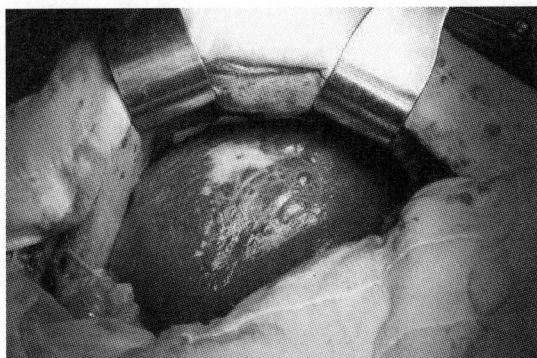

图 10-15　肝海绵状血管瘤

【诊断】

肝脏良性肿瘤多无明显临床症状，仅少数因瘤体巨大，压迫相邻脏器引起相应的腹痛、腹胀、纳差等不适。查体可于上腹部扪及与肝脏相连的包块，多数质地较软，有弹性及回缩感。多数患者实验室检查无异常。临床症状结合超声检查、肝动脉造影、CT、MRI或放射性核素肝血池扫描等检查，不难诊断（图 10-16）。

【治疗】

小的肝脏良性肿瘤多无临床症状，对机

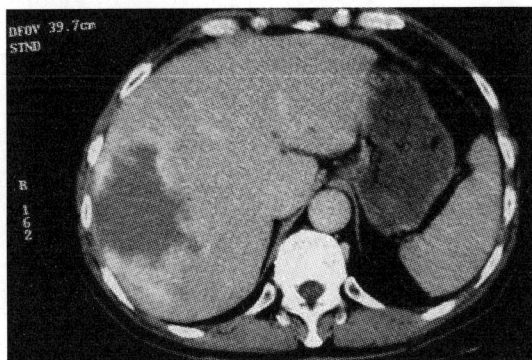

图 10-16　肝海绵状血管瘤增强 CT 表现：结节样强化及延时增强

体不造成损害，不需治疗，可定期随访。少数肿瘤逐渐增大，可压迫周围脏器产生相应症状，甚至可出现肿瘤破裂、出血等严重并发症，危及生命。因此，对于体积较大的肝脏良性肿瘤，应根据个体情况，选择相应的治疗，如手术治疗、介入栓塞治疗、放射治疗等。

【典型病例】

患者，男，45 岁。上腹部不适 1 个月。查体：全身皮肤及巩膜无黄染，腹软，上腹部扪及与肝相连的包块，质软，有触痛。CT：肝左叶 10cm 大小占位，提示海绵状血管瘤。乙肝五项阴性，肿瘤标志物阴性，肝功能正常。

治疗方案：肝血管瘤切除术。

第11章

胆道疾病

胆道是将肝细胞分泌的胆汁输送到肠道的唯一通路,胆道某一部位一旦发生疾病,即可导致胆汁引流不畅,对人体危害很大。胆道系统疾病种类很多,也较常见。一些胆道系统疾病如肝内结石、化脓性胆管炎、肿瘤等,治疗也较困难,可危及生命。

第一节　胆道系统的检查方法

【体格检查】

腹部疾病较为复杂,体格检查包括视、触、叩、听等。对于胆道疾病而言,一般需要掌握触诊及叩诊。

胆囊触诊可用单手滑行触诊法或勾指触诊法。正常胆囊隐于肝之后,不能被触及。胆囊肿大时方超过肝缘及肋缘,此时在右肋下、腹直肌外侧缘可触到。肿大的胆囊一般呈梨形或卵圆形,有时较长呈布袋形,张力较高,常有触痛,随呼吸上下移动。如肿大胆囊呈囊性感,并有明显压痛,常见于急性胆囊炎。胆囊肿大呈囊性感,无压痛者,见于壶腹周围癌。胆囊肿大有实性感者,见于胆囊结石或胆囊癌。

胆囊疾患时,肿大情况亦有不同,有时胆囊有炎症,但未肿大到肋缘以下,触诊不到胆囊,此时可有胆囊触痛。方法为:医师以左手掌平放于患者右胸下部,以拇指指腹勾压于右肋下胆囊点处,然后嘱患者缓慢深吸气。在吸气过程中,发炎的胆囊下移时碰到用力按压的拇指,即可引起疼痛,此为胆囊触痛,如因剧烈疼痛而致吸气终止称 Murphy 征

(图 11-1)阳性。由于胰头癌压迫胆总管导致胆道阻塞,黄疸进行性加深,胆囊也显著肿大,但无压痛,称为 Courvoisier 征阳性。

胆囊位置较深,且被肝脏遮住,临床上不能用叩诊检查其大小,仅能检查胆囊区有无叩击痛,胆囊区叩击痛为胆囊炎的重要体征。

【影像学检查】

随着现代影像学诊断技术的发展,胆道疾病的诊断有了明显改善。目前常用的特殊检查如下。

1. 超声　诊断胆道结石 B 超检查是一种安全、快速、简便、经济而准确的检查方法,是诊断胆道疾病的首选。超声能检出直径在 2mm 以上的结石,诊断准确率达 95％以上。肝外胆管结石诊断的准确率为 80％左右。胆总管下端因常受胃肠道气体干扰,其检查准确率降低,如采用饮水充盈胃肠道或采用膝胸位可提高达 70％左右。肝内胆管结石诊断准确率高者可达 90％左右,但需与肝内钙化灶相鉴别,后者无远肝门端胆管扩张。超声可鉴别黄疸原因,并根据胆管有无扩张、扩张部位和程度,可对黄疸进行定位和定性

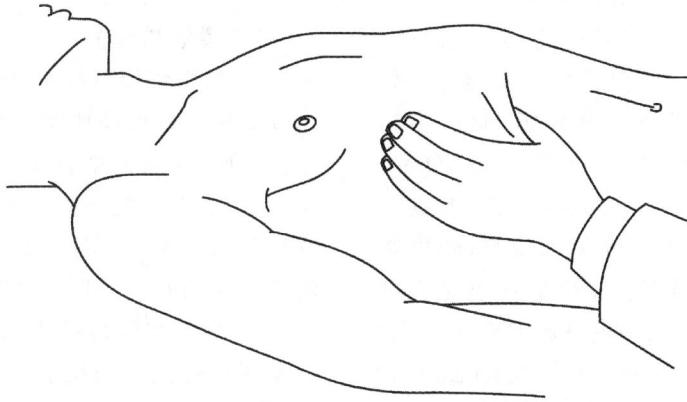

图 11-1　Murphy 征检查法

诊断,其准确率为 93%～96%。根据梗阻部位病变的回声影像可判别梗阻原因,结石呈强光团伴声影,肿瘤呈不均匀增强回声或低回声,不伴声影。在 B 超引导下,可行经皮肝胆管穿刺造影、引流和取石等。还可以在手术中做 B 超检查,以及在腹腔镜手术中利用特制探头行超声检查。

2. X 线　仅有 15% 左右的胆囊结石可在腹部 X 线片显示,瓷化胆囊则可显示整个或部分胆囊钙化。但单纯腹部 X 线片对胆道疾病的诊断价值有限。口服法胆道造影临床上已基本为超声检查所取代。

3. 静脉胆道造影　静脉注射泛影葡胺,造影剂经肝分泌进入胆道系统,观察胆管有无狭窄、扩张、充盈缺损等病理改变。但本法显影常不清晰,且受多种因素影响,现已为核素胆道造影、内镜逆行性胰胆管造影、磁共振胆胰管造影等所取代。

4. 经皮肝穿刺胆管造影　经皮肝穿刺胆管造影是在 X 线电视或 B 超监视下,经皮经肝穿刺进入肝内胆管,直接注入造影剂而使肝内外胆管迅速显影,可显示肝内外胆管病变部位、范围、程度和性质等,有助于对胆道疾病,特别是梗阻性黄疸的诊断和鉴别诊断。本法对有胆管扩张者更易成功,结果不受肝功能和血胆红素浓度的影响。但有可能发生胆汁漏、出血、胆道感染等并发症,故术前应检查凝血功能及注射维生素 K 2～3 天,必要时应用抗生素,特别是有感染者。检查前应做好剖腹探查的准备,以及时处理胆汁性腹膜炎、出血等紧急并发症。另外,还可通过造影管行胆管引流(PTCD)或置放胆管内支架用作治疗。

5. 内镜逆行胰胆管造影　内镜逆行胰胆管造影是在纤维十二指肠镜直视下通过十二指肠乳头将导管插入胆管和(或)胰管内进行造影。可直接观察十二指肠及乳头部的情况和病变,可取材活检并收集十二指肠液、胆汁、胰液。造影可显示胆道系统和胰腺导管的解剖和病变。同时可行鼻胆管引流治疗胆道感染,行 Oddi 括约肌切开,以及胆总管下端结石取石及胆道蛔虫病取虫等治疗。但 ERCP 有诱发急性胰腺炎和胆管炎的可能,诊断性 ERCP 现已部分为磁共振胰胆管造影所替代。

6. 术中及术后胆管造影　胆道手术时可经胆囊管插管、胆总管穿刺或置管行胆道造影,了解有无胆管狭窄、结石残留及胆总管下端通畅情况。凡行胆总管 T 管引流或其他胆管置管引流者,拔管前应常规经 T 管或经置管行胆道造影。

7. 核素扫描　静脉注射 ^{99m}Tc 标记的二乙基亚氨二醋酸被肝细胞清除并分泌,与胆汁一起经胆道排泄至肠道,其在胆道系统流过径路的图像,可用 γ 相机或单光子束发射计算机断层扫描仪(SPECT)定时记录行动态观察。正常时,3～5 分钟肝影清晰,10 分钟左右胆管、十二指肠相继显影,胆囊多在 15～30 分钟内显影,且均不应迟于 60 分钟。胆道梗阻时显像时间的延迟或延长,有助于黄疸的鉴别诊断。本法为无创检查,辐射物剂量小,对患者无损害。突出的优点是在肝功能损伤、血清胆红素中度升高时亦可应用。

8. 其他影像学检查　CT、MRI 或磁共振胆胰管造影(MRCP)具有成像无重叠、对比分辨力高的特点。能清楚显示肝内外胆管扩张的范围和程度,结石的分布,肿瘤的部位、大小,胆管梗阻的水平,以及胆囊病变等。CT 及 MRI 检查无损伤、安全、准确,但费用高,主要适用于 B 超检查诊断不清而又怀疑为肿瘤的患者。

【胆道镜检查】

1. 术中胆道镜检查经胆总管切开处,采用纤维胆道镜或硬质胆道镜进行检查。适用于:①疑有胆管内结石残留;②疑有胆管内肿瘤;③疑有胆总管下端及肝内胆管主要分支开口狭窄。术中可通过胆道镜利用网篮、冲洗等取出结石,还可行活体组织检查。

2. 术后胆道镜检查可经 T 管瘘道或皮下空肠盲袢插入纤维胆道镜行胆管检查,取石、取虫、冲洗、灌注抗生素及溶石药物。有胆管或胆肠吻合狭窄者可置入气囊行扩张治疗。胆道出血时,可在胆道镜下定位后,采用电凝和(或)局部用药止血。还可经胆道镜采用特制器械行 Oddi 括约肌切开术。

第二节　胆道先天畸形

一、胆道闭锁

胆道闭锁是新生儿持续性黄疸的最常见病因,以前称为先天性胆道闭锁,病变累及整个胆道,甚至肝内外部分胆管,其中以肝外胆道闭锁最常见,占到 85%～90%。

胆道闭锁是一种进展性的胆道闭锁和硬化性病变,很多患儿出生时常能排泄胆汁,以后进展成为完全性胆道闭锁。其病因主要有两种学说:先天性发育畸形学说及病毒感染学说。胆道先天性发育畸形大多为胆道闭锁,极少数呈狭窄改变。胆道闭锁所致梗阻性黄疸,可致肝细胞损害,肝脏因淤胆而显著肿大、变硬,呈暗绿或褐绿色,肝功能异常。若胆道梗阻不能及时解除,则可发展为胆汁性肝硬化,晚期为不可逆性改变。本病主要分三型,Ⅰ型:完全性胆管闭锁;Ⅱ型:近端胆管闭锁,远端胆管通畅;Ⅲ型:近端胆管通畅,远端胆管纤维化。前两者常见。

【临床表现】

1. 黄疸　属梗阻性黄疸。患儿出生 1～2 周后,本该逐步消退的新生儿生理性黄疸反而更加明显,呈进行性加重。巩膜和皮肤由金黄色变为绿褐色或暗绿色,大便渐趋陶土色,尿色随黄疸加深而呈浓茶样、尿布黄染,皮肤有瘙痒抓痕。2～3 个月后可出现出血倾向及凝血功能障碍。

2. 营养及发育不良　初期患儿情况良好,营养发育正常,表现与黄疸深度不相符。继而一般情况逐渐恶化,至 3～4 个月时出现营养不良、贫血、发育迟缓、反应迟钝等。

3. 肝脾大　是本病特点。出生时肝正常,随病情发展而呈进行性肿大,2～3 个月即可发展为胆汁性肝硬化及门静脉高压症。最终常因感染、出血、肝衰竭、肝昏迷,日趋严重而死亡。

【诊断】

出生后 1～2 个月出现持续性黄疸,陶土色大便,伴肝肿大者应考虑本病。下列各点有助于确诊：①黄疸超过 3～4 周仍呈进行性加重,对利胆药物治疗无效；对苯巴比妥和激素治疗试验无反应；血清胆红素动态观测呈持续上升,且以直接胆红素升高为主。②十二指肠引流液内无胆汁。③超声检查显示肝外胆管和胆囊发育不良或缺如。④^{99m} Tc-EHIDA 扫描肠内无核素显示。⑤ERCP 和 MRCP 能显示胆管闭锁的长度。

【治疗】

应尽快争取手术重建胆汁引流通道。手术时机非常重要,应在出生后 2 个月内施行,如手术过晚,患儿发生胆汁性肝硬变后,几乎没有治愈的机会。对于不能手术重建胆道的患儿,治疗的唯一方法是同种异体原位肝移植术,已有移植术后长期存活的报道。

二、先天性胆管扩张症

本病可发生于肝内、外胆管的任何部分,好发于胆总管及东方国家(日本),男女之比为 1：(3～4)。幼儿期即可出现症状,约 80% 病例在儿童期发病。目前病因不明,可能原因有：先天性胰胆管合流异常；先天性胆道发育不良；遗传因素等。

病理分型：根据胆管扩张的部位、范围和形态,分为五种类型。Ⅰ型：囊性扩张,临床上最常见,约占 90%,可累及肝总管、胆总管的全部或部分肝管。胆管呈"球状"或"葫芦状"扩张,直径最大者可达 25cm,扩张部远端胆管严重狭窄。Ⅱ型：憩室样扩张,临床罕见。Ⅲ型：胆总管开口部囊性脱垂,胆总管末端囊性扩张、脱垂坠入十二指肠腔内。Ⅳ型：肝内外胆管扩张。Ⅴ型：肝内胆管扩张(Caroli 病),肝内胆管多发性囊性扩张伴肝纤维化。

【临床表现】

典型的临床表现为腹痛(右上腹持续性钝痛)、腹部包块及黄疸"三联症",呈间歇性发作。临床上常以其中 1～2 种表现就诊。合并感染时可出现：畏寒、发热,黄疸持续加深,腹痛加重,肿块有触痛等。晚期：胆汁性肝硬化和门静脉高压症的临床表现。

【影像学检查】

1. 超声　最为简便且无创的检查手段,可初步获得诊断。肝脏下方显示界限清楚的低回声区,并可查明肝内胆管扩张的程度和范围及是否合并胆管内结石。

2. X 线　当囊肿较大时,于右上腹部可见边缘光滑,密度均匀的软组织肿块,并可见胃及结肠被推移,可见胃窦部被推向左上方,十二指肠段向右推移,十二指肠框扩大,但对于梭状形胆管扩张症普通 X 线检查较难诊断。

3. CT　可明确胆总管扩张的程度、位置,胆总管远端狭窄的程度以及有无肝内胆管扩张,扩张的形态及部位等,有助于术式的选择。近年来由于螺旋 CT 及其三维甚至四维成像技术的发展,可以立体性地全面地反映肝内胆管的影像。

4. 经皮肝穿刺胆管造影(PTC)　通过该项检查可以了解肝内胆管囊性扩张的部位,可为手术选择提供指导。了解有无胰胆管的合流异常及胰胆管远端的病理变化,了解远近端胆管的狭窄程度、采取胆汁,进行细菌学检查。但由于本检查法需全身麻醉配合且损伤大,有一定的危险性,目前多由 ERCP 替代。

5. 逆行性胰胆管造影(ERCP)　损伤相对较小,对小儿需全麻,成年人仅黏膜浸润麻醉即可,无明显的器质性损伤。造影易成功,且可获得优于 PTC 的诊断效果。目前,在国外也可对新生儿顺利进行 ERCP 的检查,对胰胆合流异常的诊断更为有效。

此外,放射核素扫描、磁共振及磁共振胰胆管成像技术、术中胆道造影等均有诊断意义。

【治疗】

对于先天性胆管扩张症的治疗,鉴于其频繁的症状发作,另外在病程中有可能出现胆道穿孔、胆道癌变等严重并发症,原则上诊断明确后应及时进行手术治疗。

第三节 胆 石 病

胆石病又常被称作胆石症。它是指胆囊、肝、胆总管等部位发生了结石。发生结石的部位,胆石病常常可分为胆囊结石病、胆总管结石病、肝胆管结石病或者上述多部位同时并发(图 11-2)。

一、胆囊结石

结石成分主要为胆固醇结石或以胆固醇为主的混合性结石和黑色胆色素结石。主要见于成年人,发病率在 40 岁后随年龄增长而增高,女性多于男性。

【临床表现】

大多数病人可无症状,仅在体格检查、手术和尸检时偶然发现,称为"静止性胆囊结石",随着健康检查的普及,无症状胆囊结石的发现明显增多。胆囊结石的典型症状为"胆绞痛",只有少数患者出现,其他常表现为急性或慢性胆囊炎。症状型胆囊结石临床表现包括①胆绞痛:当结石嵌顿于胆囊壶腹部或颈部,胆囊强力收缩引起绞痛,呈阵发性上腹部或右上腹部疼痛,可向肩胛部、背部放射,多伴有恶心、呕吐。②上腹隐痛:进食油腻食物后,右上腹部隐痛、饱胀、嗳气、呃逆等,可误诊为"胃病"。③胆囊积液:胆囊结石长期嵌顿或阻塞胆囊管但未合并感染时,胆囊黏膜吸收胆汁中的胆色素,并分泌黏液性物质,导致胆囊积液,积液无色透明,称为白胆汁。④Mirizzi 综合征:较大结石持续性嵌顿于壶腹部或颈部,引起胆总管狭窄或胆囊胆管瘘,以及反复发作的胆囊炎、胆管炎及梗阻性黄疸。⑤其他,如继发性胆管结石、胆源性胰腺炎、结石性肠梗阻、癌变等。

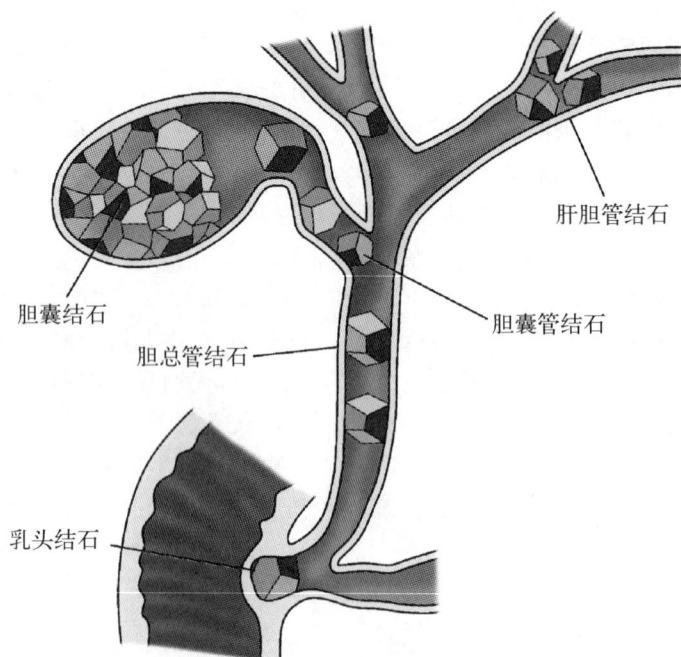

图 11-2 胆道各个部位的结石

【诊断】

根据临床典型的绞痛病史,影像学检查可确诊。首选 B 超检查,可见胆囊内有强回声团、随体位改变而移动、其后有声影即可确诊为胆囊结石。仅有 10%～15% 的胆囊结石含有钙,腹部 X 线检查能确诊,侧位照片可与右肾结石区别。CT、MRI 也可显示胆囊结石,但不作为常规检查(图 11-3)。

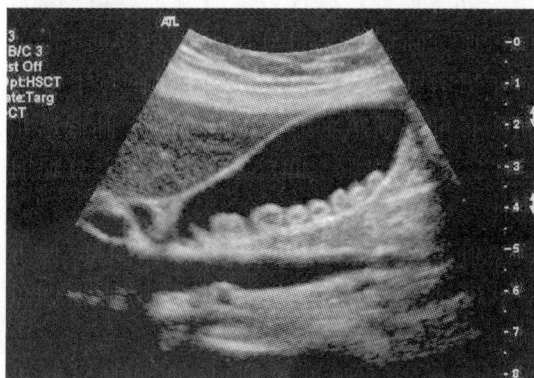

图 11-3 胆囊多发结石,超声示胆囊内多个强回声团

【治疗】

对于有症状和(或)并发症的胆囊结石,首选腹腔镜胆囊切除治疗。病情复杂或不具备条件也可选择开腹手术。无症状胆囊结石一般不选择预防性手术治疗,可观察随诊。

二、肝外胆管结石

形成的诱因主要有:胆道感染、胆道梗阻(如胆总管扩张形成的相对梗阻、蛔虫残体、虫卵、华支睾吸虫、缝线线结等)。结石主要导致①急性和慢性胆管炎:胆汁淤滞、感染,胆管壁黏膜充血、水肿,加重胆管梗阻;②全身感染:感染胆汁逆向经毛细胆管进入血循环,导致脓毒症;③肝损害:肝细胞坏死形成胆源性肝脓肿、胆汁性肝硬化;④胆源性胰腺炎:结石嵌顿于壶腹。

【临床表现】

一般无症状或上腹不适,当结石造成胆管梗阻时可出现腹痛或黄疸,如继发胆管炎时,可有较典型的“Charcot 三联症”:腹痛、寒战高热、黄疸。①腹痛:腹痛部位在剑突下或右上腹,性质为绞痛,呈阵发性发作,或为持续性疼痛阵发性加剧,可向右肩或背部放射,常伴恶心、呕吐。此为结石下移嵌顿于胆总管下端或壶腹部,胆总管平滑肌或 Oddi 括约肌痉挛所致。②寒战高热:胆管梗阻继发感染导致胆管炎,致胆管内压升高,细菌及毒素逆行经毛细胆管入肝窦至肝静脉,再进入体循环引起全身性感染。约 2/3 的患者可出现寒战高热,体温可高达 39～40℃。③黄疸:胆管梗阻后可出现黄疸,结石嵌顿在 Oddi 括约肌部位,则梗阻完全、黄疸进行性加深。

【体格检查】

病变轻度时,可有剑突下和右上腹深压痛。合并胆管炎时,可有腹膜炎征象,主要在右上腹,严重时也可出现弥漫性腹膜刺激征,伴肝区叩击痛。胆囊或可触及,有触痛。

【影像学检查】

1. B 超 首选的检查方法。

2. 内镜超声(EUS)检查 对胆总管远端结石的诊断有重要价值。

3. PTC 及 ERCP 为有创性检查,能清楚地显示结石及部位,但可诱发胆管炎及急性胰腺炎和导致出血、胆漏等并发症,有时 ERCP 需作 Oddi 括约肌切开,使括约肌功能受损。

4. CT 扫描 能发现胆管扩张和结石的部位。

5. MRCP 是无损伤的检查方法,尽管观察结石不一定满意,但可以发现胆管梗阻的部位,有助于诊断。

【实验室检查】

血常规多有白细胞计数及中性粒细胞升高。发生梗阻时,血清总胆红素及结合胆红素增高,血清转氨酶和碱性磷酸酶升高,尿中胆红素升高,尿胆原降低或消失,粪中粪胆原减少。

三、肝内胆管结石

肝内胆管结石又称肝胆管结石，是我国常见而难治的胆道疾病。病因主要与胆道感染、胆道寄生虫（蛔虫、华支睾吸虫）、胆汁停滞、胆管解剖变异、营养不良等有关。结石大多数为含有细菌的棕色胆色素结石，常呈肝段、肝叶分布，多见于肝左外叶及右后叶。肝内胆管结石易进入胆总管并发肝外胆管结石。病理如下。①肝胆管梗阻：结石或反复胆管感染引起的炎性狭窄，近段的胆管扩张充满结石，长时间的梗阻导致梗阻以上的肝段或肝叶纤维化和萎缩，如大面积的胆管梗阻最终引起胆汁性肝硬化及肝门静脉高压症。②肝内胆管炎：胆汁引流不畅引起胆管内感染，反复感染加重胆管的炎症狭窄，急性感染可发生化脓性胆管炎、肝脓肿、全身脓毒症、胆道出血等。③肝胆管癌：长期肝内胆管结石可致癌变。

【临床表现】

无症状或上腹和胸背部胀痛不适。大多数患者以急性胆管炎就诊。主要表现为：寒战高热和腹痛，除合并肝外胆管结石或双侧肝胆管结石外、局限于某肝段、肝叶的可无黄疸。严重者出现急性梗阻性化脓性胆管炎、全身脓毒症或感染性休克。反复胆管炎可导致多发的肝脓肿，较大的脓肿可穿破膈肌和肺形成胆管支气管瘘，咳出"胆砂"或"胆汁样痰"。长期梗阻可导致肝硬化，表现为黄疸、腹水、肝门静脉高压和上消化道出血、肝衰竭。如腹痛为持续性，进行性消瘦，感染难以控制，腹部出现肿物或腹壁瘘管流出黏液样液，应考虑肝胆管癌的可能。查体时可触及肿大或不对称的肝，肝区压痛和叩击痛。

【影像学检查】

对反复腹痛、寒战高热应进行影像学检查者，行B超检查、PTC、ERCP、MRCP均能直接观察胆管树，可观察到胆管内结石负影、胆管狭窄及近端胆管扩张。CT或MR对肝硬化和癌变者有重要诊断价值。

【实验室检查】

急性胆管炎时白细胞升高、中性粒细胞增高、核左移、肝功能酶学异常。如糖链抗原（CA19-9）或CEA明显升高应高度怀疑癌变。

第四节　胆道感染

胆道感染是指胆道内有细菌感染，可单独存在，但多与胆石病同时并存，互为因果。感染的胆道易于形成结石，胆石如阻塞胆总管则有80%～90%合并感染，常见感染细菌为大肠埃希菌、铜绿假单胞菌、厌氧菌等。重症感染可并发胆囊坏疽穿孔、胆道出血、肝脓肿、中毒性休克等。

一、急性胆囊炎

急性胆囊炎是胆囊管梗阻和细菌感染引起的炎症。大多数患者有胆囊结石，称结石性胆囊炎，少数患者无胆囊结石，称非结石性胆囊炎。急性结石性胆囊炎的致病原因多如下。①胆囊管梗阻：胆囊结石堵塞胆囊管或嵌顿于胆囊颈，使胆汁排出受阻，胆汁滞留、浓缩，高浓度的胆汁酸盐具有细胞毒性，从而引起细胞损害，加重黏膜的炎症、水肿甚至坏死。②细菌感染：致病菌多从胆道逆行进入胆囊或经血循环或淋巴途径进入胆囊，在胆汁流出不畅时造成感染，常合并厌氧菌感染。致病菌主要是革兰阴性杆菌，以大肠埃希菌最常见，其他如克雷伯菌、粪肠球菌、铜绿假单胞菌等。

【临床表现】

本病以女性多见。急性发作时多表现为上腹部疼痛，呈阵发性绞痛，常于夜间发作，饱餐、进食油腻食物常诱发,疼痛可放射到右肩和背部,伴恶心、呕吐、厌食、便秘等消化道症状。如病情发展,疼痛可为持续性、阵发加剧,伴有轻度至中度发热,通常无寒战,如出现寒战高热,表明胆囊坏疽、穿孔或胆囊积脓,或合并急性胆管炎等。少数患者可出现轻度黄疸。

【体格检查】

患者查体时右上腹胆囊区域压痛,炎症波及浆膜时可有腹肌紧张及反跳痛,Murphy征阳性。如发生坏疽、穿孔则出现弥漫性腹膜炎表现。

【影像学检查】

1. 超声 B 超是急性胆囊炎快速简便的非创伤检查手段,其主要声像图特征为:①胆囊的长径和宽径可正常或稍大,由于张力增高常呈椭圆形;②胆囊壁增厚,轮廓模糊,有时多数呈"双边状",其厚度＞3mm;③胆囊内容物透声性降低,出现雾状散在的回声光点;④胆囊下缘的增强效应减弱或消失。

2. X 线 近 20% 的急性胆囊结石可以在 X 线片中显影,化脓性胆囊炎或胆囊积液,也可显示出肿大的胆囊或炎性组织包块阴影。

3. CT B 超检查有时能替代 CT,但有并发症而不能确诊的患者必须行 CT 检查,CT 可显示胆囊壁增厚超过 3mm,若胆囊结石嵌顿于胆囊管导致胆囊显著增大,胆囊浆膜下层周围组织和脂肪因继发性水肿而呈低密度环,胆囊穿孔可见胆囊窝部呈液平脓肿,如胆囊壁或胆囊内显有气泡,提示"气肿性胆囊炎",这种患者胆囊往往已发生坏疽,增强扫描时,炎性胆囊壁密度明显增强。

【实验室检查】

白细胞升高,血清 ALT、AST 升高,约半数患者血清胆红素升高,1/3 的患者血清淀粉酶升高。

【治疗】

急性胆囊炎以外科手术为主要治疗手段,但术前宜常规进行禁食、胃肠减压,纠正水、电解质异常,给予抗生素治疗。当患者出现以下情况时,宜选用手术治疗:①胆囊炎伴严重的胆道感染;②胆囊炎出现并发症,如胆囊坏疽性炎症、积脓、穿孔等;③准备手术的患者,并发急性胆囊炎者,手术治疗可选用胆囊切除术与胆囊造瘘术。

【典型病例】

患者,女,39 岁。间歇性右上腹疼痛 3 年。1 天前进食油腻食物后再次诱发右上腹阵发性绞痛,疼痛向右肩部放射,伴恶心、呕吐,继而发热。查体:体温 39.2℃。皮肤巩膜无黄染,右上腹压痛、反跳痛阳性。B 超:胆囊壁增厚,胆囊内多个结石。诊断:急性结石性胆囊炎。

治疗方案:抗生素治疗,急诊行胆囊切除术。

二、急性梗阻性化脓性胆管炎

急性梗阻性化脓性胆管炎是急性胆管炎的严重阶段,也称急性重症胆管炎。发病基础是胆道梗阻及细菌感染。最常见的原因是肝内胆管结石,其次为胆道寄生虫和胆管狭窄。致病的细菌主要是革兰阴性细菌,其中以大肠埃希菌、克雷伯菌最常见。在革兰阳性菌感染中,常见的有肠球菌,可合并厌氧菌感染。

【临床表现】

本病青壮年多见。多数患者有较长胆道感染病史和急诊或择期胆道手术史。表现为腹痛、寒战高热、黄疸、休克、神经中枢系统受抑制表现,称为"Reynolds 五联症"。本病发病急骤,病情迅速发展,分为肝外梗阻和肝内梗阻,肝外梗阻腹痛、寒战高热、黄疸均较明显,肝内梗阻则主要表现为寒战高热,可有腹痛,黄疸较轻。常伴有恶心、呕吐等消化道症状。神经系统症状主要表现为:神情淡漠、嗜睡、神志不清,甚至昏迷,可合并休克表现。

【体格检查】

患者多有高热,脉搏快而弱,血压降低,嘴唇发绀,甲床青紫,全身皮肤可能有出血点和皮下瘀斑。剑突下或右上腹有压痛,可有腹膜刺激征。肝常肿大并有压痛和叩击痛,肝外梗阻可触及肿大的胆囊。

【影像学检查】

如病情紧急可行床旁B超检查,如病情稳定,可行 CT 或 MRCP 检查,如考虑行经皮经肝胆管引流(PTCD)或经内镜鼻胆管引流术(ENBD)减压者,可行 PTC 或 ERCP 检查。

【实验室检查】

白细胞计数升高,中性粒细胞比例升高,胞浆内可出现"中毒颗粒";肝功能损害,凝血酶原时间延长;动脉血气分析可有 PaO_2 下降、氧饱和度降低,代谢性酸中毒及缺水、低钠血症等电解质紊乱。

【治疗】

本病应先给予补液、解痉、止痛、应用抗生素等治疗,全身情况好转后,择期手术。手术的基本方法为胆总管切开引流术。手术时宜先探查胆总管,取出胆管内的结石,放置 T 形引流管。

【典型病例】

患者,女,53 岁。右上腹阵发性绞痛伴恶心、呕吐、寒战、高热 14 小时入院。5 年前曾行胆囊切除术。查体:体温 39℃,脉搏每分钟 110 次,血压 90/60mmHg。皮肤巩膜黄染。剑突下压痛、反跳痛、腹肌紧张。B超:肝胆管多发结石,胆总管直径 1.0cm。血常规提示白细胞数目明显增高。诊断:急性梗阻性化脓性胆管炎。

治疗方案:给予补液、解痉、止痛、抗感染治疗,行胆总管探查、胆道取石、T 管引流术。

第五节　原发性硬化性胆管炎

原发性硬化性胆管炎是以肝内和肝外胆管进行性纤维化狭窄为特点的疾病。主要表现为肝内胆汁淤滞。病变可累及胰管,但一般不侵犯胆囊。其病因不明,目前认为与感染和遗传及自身免疫因素有关。60%～72%的患者伴有溃疡性结肠炎,结肠炎症使黏膜屏障作用的缺失致大肠埃希菌经门静脉进入胆道导致感染。此病患者的人白细胞抗原(HLA)单倍体 B8/DR3 增高,可能与同样增高的疾病如胰岛素依赖的糖尿病、甲状腺功能亢进症、重症肌无力、干燥综合征等同为自身免疫性疾病。近年已注意到肝动脉灌注化疗后也可引起此病。另外,此病还可合并慢性胰腺炎、腹膜后纤维化、克罗恩病、类风湿关节炎等疾病。

【临床表现】

本病约 70% 的患者为男性,起病缓慢,有症状出现多在 50 岁左右,但无症状期可长达 10 多年。临床表现无特异性,主要为不明原因黄疸、间歇加重,右上腹隐痛,可伴有皮肤瘙痒。部分患者有疲乏无力、食欲下降、体重减轻,或可伴有恶心、呕吐。胆管炎发作时可有体温升高。逐渐发展可出现持续性梗阻性黄疸,肝硬化及门静脉高压,上消化道出血,甚至肝功能衰竭。

【影像学检查】

1. 内镜逆行胰胆管造影　可显示胆道系统和胰腺导管的解剖和病变。但 ERCP 有诱发急性胰腺炎和胆管炎的可能(图 11-4)。

2. 经皮肝穿刺胆管造影　可显示肝内外胆管病变部位、范围、程度和性质等,另外,可通过造影管行胆管引流(PTCD)或置放胆管内支架用作治疗。

3. 磁共振胰胆管造影　显示胆管普遍性或局限性狭窄,以肝管分叉部明显,胆管分支减少并僵硬变细,或呈节段性狭窄。MRCP

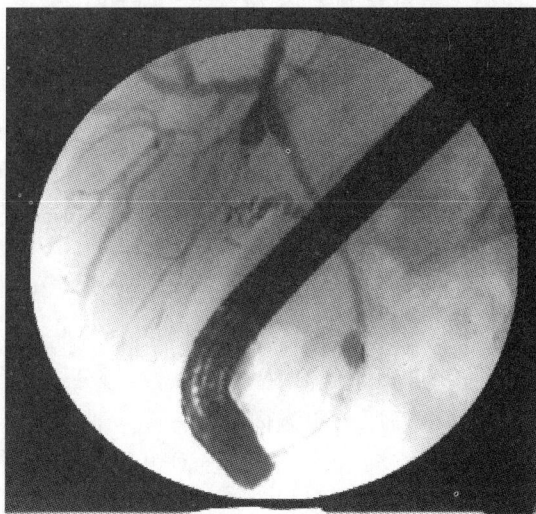

图 11-4　原发性硬化性胆管炎,ERCP 示:肝外胆管下段变细变软,肝内胆管狭窄区域亦轻度串珠状改变

优于内镜逆行性胰胆管造影术(ERCP)。

【实验室检查】

总胆红素及结合胆红素、ALP 升高,ALT 可轻度升高,本病患者应至少检测一次血清免疫球蛋白 G4(IgG4)水平;抗线粒体抗体检测可以帮助排除原发性胆汁性肝硬化。

【治疗】

目前尚无治疗原发性硬化性胆管炎的有效药物。治疗的主要目标为原发性硬化性胆管炎的相关并发症。当胆管存在显著狭窄导致胆管炎、黄疸、瘙痒、右上腹痛或生化指标恶化时,需考虑行内镜治疗或手术治疗。肝移植是终末期原发性硬化性胆管炎唯一有效的治疗手段。

第六节　胆道蛔虫症

胆道蛔虫病是常见的外科急腹症,以儿童及青少年多见,农村多见。随着卫生设施的改善,肠道蛔虫病较少,使本病发病率也明显下降。肠道蛔虫有钻孔习性,喜碱性环境。当胃肠功能紊乱、饥饿、发热、妊娠、驱虫不当等致肠道内环境发生改变时,蛔虫可窜至十二指肠。如遇 Oddi 括约肌功能失调,蛔虫可钻入胆道,机械刺激可引起括约肌痉挛,导致胆绞痛和诱发急性胰腺炎。蛔虫将肠道的细菌带入胆道,造成胆道感染,严重者可引起急性化脓性胆管炎、肝脓肿。蛔虫如经胆囊管钻至胆囊,可引起胆囊穿孔。进入胆道的蛔虫可为一条至数十条不等,括约肌长时间痉挛致蛔虫死亡,其残体日后可成为结石的核心。

【临床表现】

其特点是剧烈的腹痛与较轻的腹部体征不相称。常突发剑突下阵发性钻顶样剧烈绞痛,痛时辗转不安、呻吟不止、大汗淋漓,可伴有恶心、呕吐或吐出蛔虫。常放射至右肩或背部。腹痛可突然缓解,间歇期可全无症状。疼痛可反复发作,持续时间不一。如合并胆道感染时,症状同急性胆管炎,黄疸出现一般均较轻。严重者表现同梗阻性化脓性胆管炎。

【体格检查】

体检仅有右上腹或剑突下轻度深压痛。如合并胆管炎、胰腺炎、肝脓肿则有相应的体征。

【影像学检查】

1. 超声　B 超检查为首选,临床超声检查胆道蛔虫的诊断较有价值,准确率可达95.6%,胆道蛔虫 B 超的影像学特征有:①胆管有轻度或中度的扩张,管壁增厚;②胆管两边可见两条回声光带,蛔虫的体腔则在胆道的中间出现条状的无回声区;③可见卷曲、回缩,甚至正在蠕动(图 11-5)。

2. X 线静脉胆道造影　胆道在造影剂注射 5 分钟后就会显影,45 分钟后为显影最佳状态,60 分钟以后造影剂会逐渐地排出而影

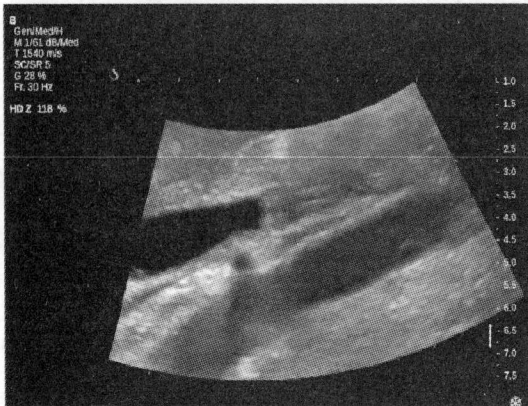

图 11-5　胆道蛔虫症，B 超提示：胆总管扩张，测内径约 1.4cm，下段可见一 2.6cm×0.9cm 的暗淡回声，内可见强回声，呈等号样

响显影的效果，因此最好选在造影剂注射 1 小时内拍片，蛔虫的发现率约为 50%。

3. 经内镜逆行胰胆管造影（ERCP）ERCP 可从十二指肠乳头内注入造影剂，可获得清晰的影像，协助诊断。

【治疗】

本病多采用中西医结合非手术疗法多可治愈，仅少数伴有严重并发症者需手术治疗。

【典型病例】

患者，女，57 岁。以间歇性上腹痛 1 周，加重 3 天就诊。既往有呕吐蛔虫史。查体：右上腹轻度压痛。B 超检查报告：胆囊轮廓可见，囊壁增厚。胆囊内可见一条卷曲状，形态不断扭曲连续无中断的强回声带，中间呈回声暗带，且肝外胆管有扩张倾向，管腔内有云雾状回声。诊断：胆道蛔虫症。

治疗方案：行胆囊切除、胆总管探查术。

第七节　胆道肿瘤

一、胆囊息肉

胆囊息肉是形态学的名称，泛指向胆囊腔内突出或隆起的病变，可以是球形或半球形，有蒂或无蒂，多为良性。病理上可分为：①肿瘤性息肉，包括腺瘤和腺癌，其他少见的还有血管瘤、脂肪瘤、平滑肌瘤、神经纤维瘤等；②非肿瘤性息肉，如胆固醇息肉、炎性息肉、腺肌增生等，尚有很少见的如腺瘤样增生、黄色肉芽肿、异位胃黏膜或胰腺组织等。由于胆囊息肉术前难以确诊性质，故笼统称为"胆囊息肉样病变"（polypoid lesions of gallbladder）或"胆囊隆起性病变"。胆固醇息肉是胆囊黏膜面的胆固醇结晶沉积；炎性息肉是胆囊黏膜的增生，呈多发，直径常＜1cm，多同时合并胆囊结石和胆囊炎；胆囊腺肌增生是胆囊壁的增生性改变，如为局限型则类似肿瘤，但呈良性经过。

【临床表现】

本病大部分是体检时 B 超检查发现，多无明显症状。少数患者可有右上腹疼痛，恶心呕吐，食欲减退，极个别病例可引起阻塞性黄疸、无结石性胆囊炎、胆道出血、诱发胰腺炎等。查体可有右上腹压痛。

【影像学检查】

对此病的诊断主要依靠 B 超，但难以区分是肿瘤性还是非肿瘤性息肉，是良性还是恶性病变。帮助确诊的方法有：①常规超声加彩色多普勒超声或声学血管造影检查；②内镜超声；③CT 增强扫描；④超声导引下经皮细针穿刺活检（图 11-6）。

【治疗】

对于年轻的胆囊息肉患者，若息肉直径小（以 10mm 为界）又完全没有症状或仅有消化不良症状，则没有必要手术，可行保守治疗。而具有明显胆绞痛的患者，尤其是伴有胆结石者，行胆囊切除；对于息肉直径＞10mm，又具有胆囊息肉恶变的危险因素的患者，应及早行胆囊切除。而对于息肉直径＜10mm，并且不具有胆囊息肉恶变的

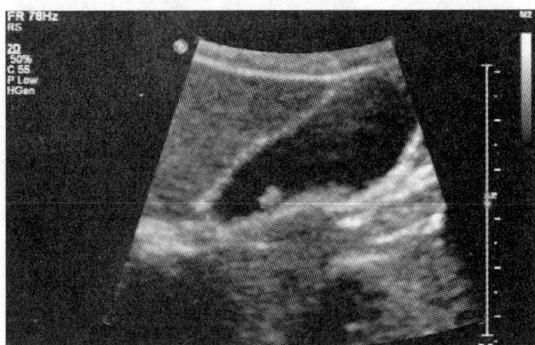

图 11-6　胆囊息肉,B 超提示:胆囊大小正常,内可见一大小约 0.4cm×0.4cm 略强回声附着于胆囊壁,位置不移动,后无声影

危险因素的患者,可以观察,定期行超声探查。

二、胆囊腺瘤

胆囊腺瘤是胆囊常见的良性肿瘤,约占胆囊切除标本的 1.1%,多见于中、老年女性。可单发或多发,直径 0.5～2.0cm,甚至可充满胆囊。腺瘤表面可破溃出血、坏死、感染。胆囊腺瘤的发病率很低,本病虽有癌变的可能性,但对人群构成的威胁并不太大。临床症状主要有右上腹胀痛不适,伴向右肩背部放射。此外亦有恶心、消化不良、胆绞痛,发作时伴轻度黄疸。查体除右上腹轻压痛外,无明显特殊体征。

【影像学检查】

B 超检查对胆囊腺瘤诊断的敏感性为 45%～90%,高于口服胆囊造影和 CT 检查,B 超能直接显示肿瘤大小、部位、形态、肿瘤与胆囊壁关系,有无合并胆囊结石。当发现肿瘤附着处的胆囊壁不规则增厚,提示胆囊腺瘤有癌变的可能(图 11-7)。

【治疗】

对于直径小于 10mm 的病变,又无明显的临床症状,无论单发或者多发可暂不手术,定期做 B 超观察随访,当发现病变有明显增大或疑有恶变时,应考虑手术治疗。

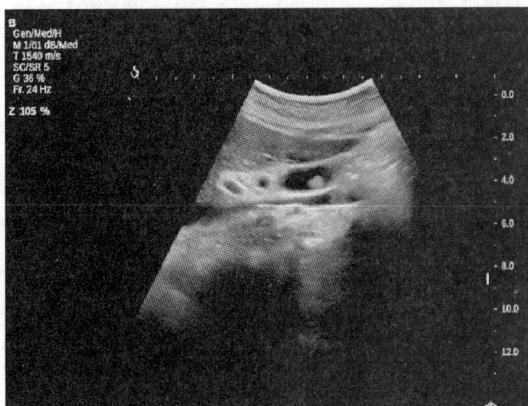

图 11-7　胆囊腺瘤,B 超提示:胆囊大小正常,囊壁可见一大小约 0.8cm×0.5cm 的稍强回声附着,后方无声影,改变体位不移动

三、胆　囊　癌

胆囊癌是胆道最常见的恶性病变,90% 的患者发病年龄超过 50 岁,平均 59.6 岁,女性发病为男性的 3～4 倍,国内统计本病约占肝外胆道癌的 25%,占胆道疾病的构成比为 0.4%～3.8%。

【临床表现】

本病根据病变的部位和深度可有不同的症状。早期无特异性症状,如原有的慢性胆囊炎或胆囊结石引起的腹痛、腹胀、恶心、呕吐等,部分患者因胆囊切除标本病理检查意外发现胆囊癌。当肿瘤侵犯至浆膜或胆囊床,则出现相应症状,最常见为右上腹痛,可放射至肩背部,食欲下降。能触及右上腹肿物时往往已到晚期,常伴有腹胀、体重减轻或消瘦、食欲差、贫血、肝大,甚至出现黄疸、腹水、全身衰竭。少数肿瘤穿透浆膜,发生胆囊急性穿孔、腹膜炎,或慢性穿透至其他脏器形成内瘘,还可引起胆道出血、肝弥漫性转移引起肝衰竭等。

【影像学检查】

B 超、CT 检查对胆囊癌的诊断率为 75%～88%,均可显示胆囊壁增厚不均匀,腔内有位置及形态固定的肿物,或能发现肝转移或淋巴结肿大。增强 CT 或 MRI 能较清楚地显示胆囊肿块，且可见较丰富血供(图 11-8)。

【实验室检查】

肿瘤标志物如 CEA、CA19-9、CA125 等均可以升高，其中以 CA19-9 较为敏感，但无特异性。细针穿刺胆囊行肿瘤标志物检查更有诊断意义。可以直接取活检或抽取胆汁查找癌细胞。细胞学检查的阳性率不高，但结合影像学检查仍可对半数以上胆囊癌患者做出诊断。

【治疗】

早期胆囊癌患者，癌肿较小，未发生扩散转移，其最为有效的治疗手段为胆囊癌的手术切除，胆囊切除术是早期胆囊癌的主要手术方式。中晚期胆囊癌的治疗方法主要有姑息性手术、放化疗、中医药治疗等，应根据患者的情况制定个体化方案。

【典型病例】

患者，女，62 岁。上腹部胀痛 2 个月。患者 2 个月来自感胃胀，偶有右上腹针扎样疼痛，消化不良，2 个月来体重下降约 5kg。查体:慢性病容，营养差，皮肤、巩膜黄染，体温 37.3℃。腹软，右上腹胆囊区可扪及肿块，质硬，边界不清，移动性差;胆囊区压痛阳性。超声检查:胆囊壁不规则增厚，腔内位置固定的不伴声影的低回声团块。CT 扫描:胆囊轮廓不清，胆囊内部已液化，病灶侵犯肝

上叶的大部分，胰头与胆总管多发结节，考虑转移，脾大。诊断:胆囊癌。

治疗方案:选用化疗及中医治疗。

四、胆 管 癌

胆管癌是指发生在肝外胆管，即左、右肝管至胆总管下端的恶性肿瘤。本病病因仍不明，可能与下列因素有关:肝胆管结石;原发性硬化性胆管炎;先天性胆管囊性扩张症;胆管囊肿空肠吻合术后;肝吸虫感染;慢性伤寒带菌者;溃疡性结肠炎等。近来的研究发现，乙型肝炎、丙型肝炎感染与胆管癌的发生可能有关。

【临床表现】

1. 黄疸　90%～98%的患者可出现，逐渐加深，大便灰白，可伴有厌食、乏力、贫血。半数患者伴皮肤瘙痒和体重减轻。少数无黄疸者主要有上腹部疼痛，晚期可触及腹部肿块。

2. 胆囊肿大　病变在胆道中、下段的可触及肿大的胆囊，Murphy 征可能阴性，而上段胆管癌胆囊不可触及。

3. 肝脏损害　肋缘下可触及肝，黄疸时间较长可出现腹水或双下肢水肿。肿瘤侵犯或压迫门静脉，可造成门静脉高压致上消化道出血。晚期患者可并发肝肾综合征，出现尿少、无尿。

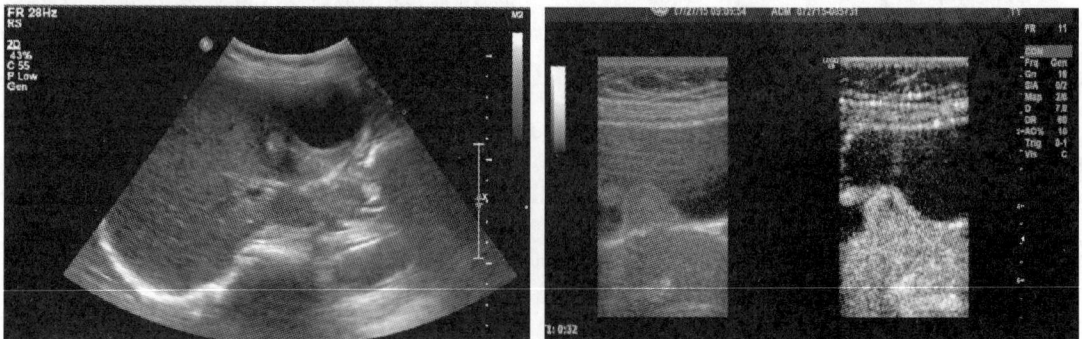

图 11-8　胆囊癌，B 超提示:胆囊大，形态失常，可见一大小约 5.4cm×4.4cm 暗淡回声区，边界不清，形态不规则，与肝脏分界不清，CDFI 示:内可见血流信号

4. 胆道感染 出现典型的胆管炎表现，如右上腹疼痛、寒战高热、黄疸，甚至出现休克。感染细菌最常见为大肠杆菌、粪链球菌及厌氧性细菌。内镜或介入放射性检查可能诱发或加重感染。

5. 胆道出血 如癌肿破溃可导致上消化道出血，出现黑便，大便潜血阳性、贫血。

【影像学检查】

本病首选 B 超检查，可见肝内胆管扩张或见胆管肿物；彩色多普勒超声检查可了解肝门静脉及肝动脉有无受侵犯；内镜超声探头频率高且能避免肠气的干扰，检查中、下段和肝门部胆管癌浸润深度的准确性分别达到 82.8% 和 85%（图 11-9）。在超声导引下还可行 PTC 检查，穿刺抽取胆汁做 CEA、CA19-9、胆汁细胞学检查和直接穿刺肿瘤活检。ERCP 仅对下段胆管癌诊断有帮助，或术前放置内支架引流用。CT、MRI 能显示胆道梗阻的部位、病变性质等，其中三维螺旋 CT 和胆道成像和磁共振胆胰管成像（MRCP）将逐渐代替 PTC 及 ERCP 等侵入性检查。核素显影扫描、血管造影有助于了解癌肿与血管的关系。

【实验室检查】

血清总胆红素、直接胆红素、ALP 和 γ-GT 均显著升高，而 ALT 和 AST 只轻度异常。胆道梗阻致维生素 K 吸收障碍，肝合成凝血因子受阻，凝血酶原时间延长。血清肿瘤标记物 CA19-9 可能升高，CEA、AFP 可能正常。

【治疗】

胆管癌的治疗原则是：早期病例以手术切除为主，术后配合放疗及化疗，以巩固和提高手术治疗效果。对于不能切除的晚期病例，应施行胆道引流手术，控制胆道感染，改善肝功能，减少合并症，延长生命，改善生活质量。

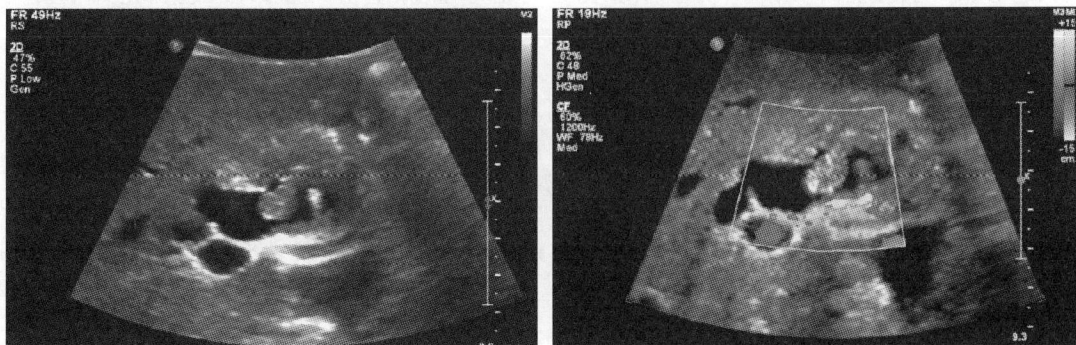

图 11-9 胆管癌，B 超提示：胆总管内径约 1.4cm，内可见一大小约 1.0cm×0.7cm 稍强回声附着，CDFI 示：内可见血流信号，另可见数个强回声，后伴声影

第12章

胰腺疾病

第一节　急性胰腺炎

急性胰腺炎是常见的急腹症之一,它不仅引起胰腺本身及胰周的炎症、渗出、肿胀、坏死,而且常导致全身重要脏器的功能改变。临床病理常把急性胰腺炎分为水肿型和出血坏死型两种。急性水肿型胰腺炎主要症状为腹痛、恶心、呕吐、发热,而出血坏死型胰腺炎可出现休克、高热、黄疸、腹胀以至肠麻痹、腹膜刺激征及皮下出现淤血斑等。

【体格检查】

急性水肿性胰腺炎左上腹有轻度腹膜炎体征,左侧腰背部轻度叩击痛,很少出现弥漫性腹膜炎;急性坏死性胰腺炎有不同程度的休克症状伴上腹或全腹弥漫性腹膜炎,压痛明显,伴有反跳痛和肌紧张。左侧腰背部明显触痛,饱满,皮肤可呈片状青紫色改变,称为 Grey-Turner 征,肚脐周围皮肤呈清紫色改变,称 Gullen 征,这种改变是胰液外渗至皮下组织间隙,溶解皮下脂肪,使得毛细血管破裂出血所致。腹胀明显,肠管扩张充气,肠鸣音减弱或消失。多数患者有移动性浊音,部分患者有黄疸。左侧胸腔常有反应性渗出液。患者可出现呼吸困难,少数严重者出现精神症状,包括意识障碍,甚至恍惚昏迷。

【影像学检查】

1. X 线　腹部 X 线片,横结肠、胃十二指肠明显扩张充气,网膜囊内渗出液积聚,左膈肌升高,左胸腔积液等。有时可见胆结石影或胰管结石影。

2. B 超　B 超为常规初筛检查,急性胰腺炎 B 超可见胰腺肿胀,呈弱回声,出血坏死时,胰腺呈粗大强回声,边缘轮廓不规则。但有时因患者腹胀常影响 B 超观察。

3. CT　急性水肿性胰腺炎时胰腺呈弥漫性增大,密度不均匀,边界模糊,胰腺包膜凸起,胰周有渗出液(图 12-1)。出血坏死性胰腺炎,在肿大的胰腺内出现皂泡状的密度减低区,增强时更为明显(图 12-2)。目前 CT 检查已成为诊断急性胰腺炎及判断其程度的重要手段。

4. MRI　可提供与 CT 相同的诊断信息(图 12-3)。

【实验室检查】

1. 胰酶　胰酶测定对诊断的意义极大。血清淀粉酶在发病1～2小时即开始升高,24小时到达高峰,一般2～5天恢复正常。尿淀粉酶在发病12～24小时开始上升,其下降缓慢,可持续1～2周甚至更长时间。血清淀粉酶若超过 500U/dl(正常值 40～180U/dl,Somogyi 法),尿淀粉酶若超过 300U/dl(正常 80～300U/dl,Somogyi 法),应考虑胰腺

116

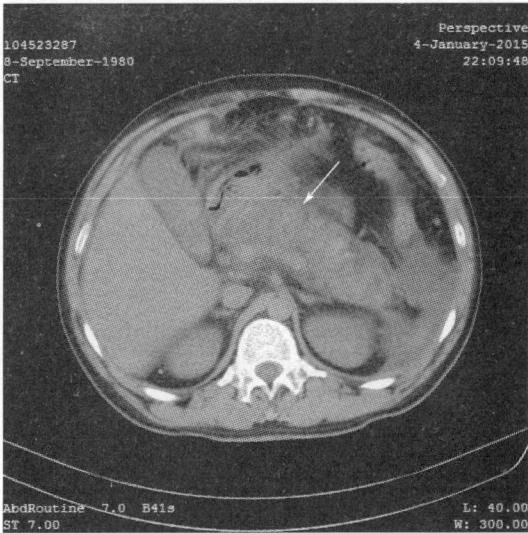

图 12-1 急性水肿性胰腺炎,CT 示:胰腺肿胀,周围边界不清

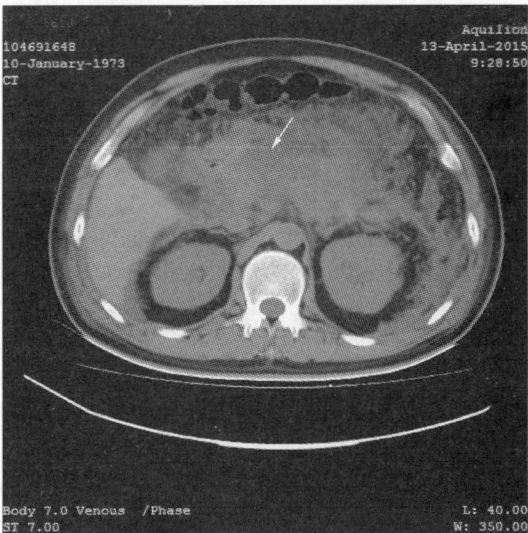

图 12-2 急性坏死性胰腺炎,CT 示:胰腺肿胀,边缘不清晰,密度不均,左侧肾前筋膜周围脂肪间隙显示不清

炎诊断。胰淀粉酶测值越高,诊断的正确率越高。值得注意的是,胰淀粉酶的高低与病变的严重程度不一定成正比。血清脂肪酶在发病后 24 小时升至 1.5 康氏单位(正常 0.5~1.0 单位),由于测定方法较复杂,故不常使

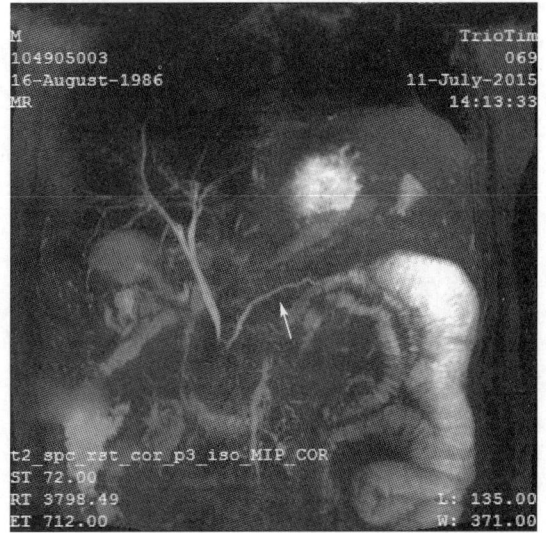

图 12-3 箭头示胰管扩张(MRCP)

用。其他胰酶,如胰蛋白酶、弹力蛋白酶、磷脂酶 A2 等也可以升高,但这些酶的测定尚未广泛应用于临床。

2. 血钙 急性重症胰腺炎血清钙几乎都下降,其下降程度与预后密切相关,若血钙低于 2.0mmol/L 常预示着病情严重。血清钙降低多发生于发病的 2~3 天后,一般认为血清钙低是因为与脂肪坏死后释放的脂肪酸结合皂化有关。

3. 血糖 血糖早期升高系肾上腺皮质激素的应激反应,胰高血糖素代偿性分泌增多所致。后期则为胰岛破坏,胰岛素分泌不足所为。若较长时间禁食后血糖仍超过 11.0mmol/L,同时伴有血钙明显下降,则提示预后不良。

4. 动脉血气分析 这是非常重要的监测指标,它一方面反映机体的酸碱平衡和电解质情况,另一方面也可作为诊断呼吸功能不全的指标,当动脉血气分析下降至 8kPa(60mmHg)以下时,应考虑为急性呼吸窘迫综合征(ARDS)。

5. 穿刺检查 腹腔穿刺是一种安全、简便而又可靠的检查方法。针对有移动性浊音

者,在左下或右下腹部作为穿刺点,可抽出淡黄色或咖啡色腹水,其淀粉酶测定可升高,对诊断很有帮助。怀疑坏死性胰腺炎而又继发感染者可选择胰腺穿刺,一般需要在 CT 或 B 超引导定位下进行,将吸出液或坏死组织进行细胞学涂片及细菌或真菌培养,对确定是否手术引流有一定帮助。

【治疗】

急性胰腺炎的初期,轻型胰腺炎及尚无感染者均应采用非手术治疗。一般治疗包括:禁食、持续胃肠减压;补充体液,防治休克;解痉止痛;抑制胰腺外分泌及胰酶;营养支持;抗生素的应用等。如诊断不确定;继发性的胰腺感染;合并胆道疾病;虽经合理支持治疗,而临床症状继续恶化者,应积极手术

治疗。

【典型病例】

患者,女,50 岁。上腹部持续性疼痛,向腰背部放射,伴呕吐 12 小时。既往有胆总管结石病史。查体:体温 38℃。腹膨隆,上腹正中压痛、反跳痛明显,轻度肌紧张,移动性浊音阳性,肠鸣音减弱。B 超:胰腺肿胀,边缘轮廓不规则。实验室检查:WBC 21×10^9/L,N 87%,尿胆红素(-),血钙 0.8mmol/L,腹腔穿刺液淀粉酶明显升高。诊断:急性重症胰腺炎。

治疗方案:禁食、胃肠减压,补液支持治疗,防治休克,解痉止痛,抑制胰腺外分泌及胰酶应用抗生素。积极手术探查胆道。

第二节　胰腺囊肿

胰腺囊肿以假性胰腺囊肿最多见,它是继发于急慢性胰腺炎或胰腺损伤后的并发症,除假性囊肿外尚有真性囊肿和肿瘤性囊肿。真性囊肿可为先天性或后天性因素引起。常因胰液潴留而成。肿瘤性囊肿有囊腺瘤,少数可恶变。

【临床表现】

1. 压迫症状　假性胰腺囊肿多位于网膜囊内,囊壁紧贴胃壁,常压迫胃,使得上腹部饱胀不适,进食后加重,胰头部的囊肿可压迫十二指肠及胆总管的下端,引起恶心、呕吐或梗阻性黄疸等症状。

2. 上腹部胀痛　巨大假性胰腺囊肿上腹部常呈现膨隆并胀痛,合并感染时上腹部疼痛加剧。感染严重时常伴有畏寒、发热,上腹触痛。如囊肿破裂,则产生腹膜炎症状。少数患者因感染腐蚀血管而出血,上腹胀痛加剧。

【影像学检查】

本病 B 超多提示为包膜完整的无回声区。CT 显示均质低密度区,包膜完整清晰,对定位定性诊断均有帮助,也可以用来鉴别真性和肿瘤性囊肿。

【实验室检查】

部分患者血尿淀粉酶升高。这是由于囊液内淀粉酶含量较高,被吸收到血液循环后的结果。少数患者血糖升高。

第三节　胰　腺　癌

胰腺癌是恶性程度很高的恶性肿瘤。早期确诊率不高,而中晚期胰腺癌的手术切除率低,预后差。多发于 40—70 岁的中老年,男女发病比例为(1.5~2):1,胰腺癌多发于

胰头部,约占 75%,其次为体尾部,全胰腺较少见。

【临床表现】

1. 上腹部饱胀不适和上腹痛　是最早

出现的症状。由胰管梗阻而引起胰管内压力增高，甚至小胰管破裂，胰液外渗至胰腺组织呈慢性炎症，因此出现上腹部饱胀不适或上腹痛。疼痛可向肩背部或腰肋部放射，胰头癌患者多有进食后上腹部饱胀不适加剧。而胰体尾部癌腹痛在左上腹或脐周，且出现腹痛时常常已经是晚期。晚期胰腺癌出现持续性上腹痛并出现腰背痛，疼痛多剧烈，日夜不止，影响睡眠和饮食。这种疼痛是癌肿侵犯腹膜后神经所致。

2. 消化道症状　早期上腹部饱胀，食欲缺乏，消化不良，可出现腹泻，腹泻后上腹部饱胀不适并不消失。后期无食欲，并出现恶心、呕吐、呕血和黑便，常系肿瘤侵犯或压迫胃十二指肠所致。

3. 黄疸　是胰腺癌的主要症状，尤其是胰头癌，其接近胆总管，使之浸润或压迫，造成梗阻性黄疸。一般呈进行性加重。患者尿呈红茶色，大便呈陶土色。可出现皮肤瘙痒。肝和胆囊因胆汁淤积而肿大。胆囊常可触及，并有出血倾向及肝功能异常。

4. 消瘦乏力　与饮食少，消化不良，睡眠不足和癌肿消耗能量密切相关。随着病情进展，患者消瘦乏力，体重下降会逐渐加重。同时伴有贫血、低蛋白等营养不良症状。

5. 其他　如胰腺炎发作、发热、糖尿病、上腹部扪及包块等。

【影像学检查】

1. B超　可检查出直径在 2cm 以上的胰腺癌。表现局部呈局限性肿大，密度不均质的低回声或回声增强区，可显示胆管、胰管扩张。如今内镜超声已经逐渐普及，能发现直径在 1cm 以下的胰腺癌。

2. CT　是诊断胰腺疾病较为可靠的方法。能够清晰地看出胰腺的形态，肿瘤的位置，肿瘤与邻近血管的关系及腹膜后淋巴结转移情况。以判断肿瘤切除的可能性。增强CT对诊断帮助更多，能发现直径在 2cm 左右的胰腺癌。

3. CTA　CT 动脉造影能提高肿瘤能否切除的预测率。CTA 可清楚地显示肿瘤与门静脉及肠系膜血管的关系。

4. 经内镜逆行胰胆管造影（ERCP）　胰腺癌时主胰管造影可显示狭窄、管壁僵硬、中断、移位、不显影或造影剂排空延迟等，经内镜收集胰液进行细胞学、酶学检查，可提高肿瘤的检出率。对于深度黄疸者，可经内镜留置鼻胆管或内支架管引流以缓解胆道压力及减轻黄疸。

5. 经皮肝穿刺胆管造影及置管引流（PTC 或 PTCD）　适用于深度黄疸而肝内胆管扩张者，可清晰地显示梗阻的部位，梗阻以上胆管扩张的程度，受累的胆管狭窄、中断、移位和胆管僵硬等改变。

6. 磁共振胆胰管造影（MRCP）　能显示胰胆管梗阻的部位和胰胆管扩张的程度。并且有无损伤、多维成像、定位准确的优点，优于单纯 MRI。

7. 选择性动脉造影　对胰腺癌的诊断价值不大，但能显示肿瘤与邻近血管的关系。术前对肿瘤切除的可行性评估有很大的帮助。因其具有创伤和并发症，目前多采用 CTA 或 MRA。

8. 正电子发射断层扫描（PET）　是目前世界上发展的高科技现代医疗技术和设备，对胰腺良恶性肿瘤的鉴别有重要价值，但价格昂贵。

【实验室检查】

血清碱性磷酸酶、γ-谷氨酰转移酶、乳酸脱氢酶升高。血清胆红素测定进行性升高，以直接胆红素升高为主，常提示胆道有部分梗阻，需要进一步检查肿瘤存在的可能性。另外，血清淀粉酶和脂肪酶的升高也是早期胰腺癌的一个启示。少数患者空腹血糖或糖耐量试验阳性。血清相关肿瘤抗原的检测对疾病的诊断有一定帮助。如癌胚抗原（CEA）、胰胚抗原（POA）、胰腺癌相关抗原

（PCCA）、糖链抗原（CA19-9）、人体癌细胞制定的单克隆抗体（Du-Pan-2）等在晚期胰腺癌时有较高的反应。但在其他消化道肿瘤时也升高,特异性差。针对胰腺癌C-Ki-ras基因第12密码子有很高的突变率,国内开展了这方面的检测,诊断正确率达80%～90%。做ERCP时,逆行胰管插管,收集胰液寻找癌细胞及在CT或B超引导下经皮细针穿刺,吸取胰腺病变组织,涂片找癌细胞,是很有价值的诊断方法,但需要一定的技术设备和要求。

【治疗】

手术是唯一可能根治的方法。手术方式包括胰头十二指肠切除术、扩大胰头十二指肠切除术、保留幽门的胰十二指肠切除术、全胰腺切除术等。但因胰腺癌的早期诊断困难,手术切除率低,术后五年生存率也低。目前根本的治疗原则仍然是以外科手术治疗为主,结合放化疗等综合治疗。

【典型病例】

患者,女,61岁,间断上腹部隐痛不适半年。患者上腹痛呈钝痛,间断性,逐渐加重,夜间重于白天。体重下降4kg左右。查体:生命体征平稳,皮肤巩膜无黄染,浅表淋巴结无肿大。腹软,肝脾肋下未及。左上腹压痛,但无固定压痛点,未扪及包块。腹部移动性浊音阴性。上腹部CT示:胰腺占位。超声造影:胰头常规超声示不均匀回声区,造影动脉早期呈不均匀偏低增强,范围为:1.7cm×1.6cm,随后中度增强,但低于周围正常胰腺实质,余胰腺实质造影剂灌注欠均。正电子发射体层摄影（PET-CT）:胰腺头颈部形态饱满,放射性摄取显著增加,胰腺体尾部形态尚可,腹膜后未见明显肿大淋巴结。超声引导下胰头病灶穿刺活检术,病理示胰头中-低分化腺癌。诊断:胰腺癌。

治疗方案:胰十二指肠切除术,术后给予化疗、放疗。

第四节　胰腺内分泌肿瘤

胰岛内有许多细胞具有分泌不同激素的功能,由这些细胞发展而成的肿瘤称胰腺内分泌肿瘤（PEN）。PEN可分为两大类:一类是具有内分泌功能的肿瘤,根据其分泌的激素进行命名;另一类是血清激素正常,无临床症状的肿瘤,称为无功能胰岛细胞瘤。

一、胰岛素瘤

胰岛素瘤来源于胰腺B细胞,本病青壮年多见,男女比例约为2:1。90%以上为单发,病灶直径一般为1～2cm,肿瘤在胰头、胰体、胰尾分布的比例大致相等。

【临床表现】

本病临床表现复杂多样,与低血糖的程度有关。表现为头痛、复视、焦虑、饥饿、行为异常、神志不清、昏睡以至昏迷。或呈一过性惊厥、癫痫发作。另一组为继发于低血糖之后,儿茶酚胺大量入血的表现,如出汗、心慌、震颤、面色苍白、脉速等。可有Wipple三联症:①自发性周期性发作低血糖症状、昏迷及其精神神经症状,每天空腹或劳动后发作者;②发作时血糖低于2.8mmol/L;③口服或静脉注射葡萄糖后,症状可立即消失。

【影像学检查】

B超、CT、MRI对直径大于2cm的肿瘤,检出率较高。超声内镜可检测小的肿瘤,阳性率80%～90%。选择性动脉造影,阳性率60%～90%。

【实验室检查】

空腹时或发作时血糖低于2.8%mmol/L;空腹或症状发作时免疫反应性胰岛素（IRI）和血糖（G）的比值＞0.3;其他检查如饥饿试验、胰岛素抑制试验、血清C肽测定及抑制试验、甲磺酸丁脲试验、钙激发试验等,根据情况选用。

【治疗】

治疗以处理原发病为主,首选肿瘤切除或减瘤手术,对不能手术或恶性肿瘤转移复发者可辅以生长抑素治疗、全身或局部化疗、同位素标记的生长抑素治疗。

二、胃泌素瘤

在功能性胰腺内分泌肿瘤中仅次于胰岛素瘤,发病年龄多为 30—50 岁,男女比例为(2～3):1。肿瘤除位于胰腺外,40%～50%分布于十二指肠,也有发生于胃、空肠等部位。本病 70% 为散发,30% 属于多发性内分泌肿瘤 I 型(MEN-I)。

【临床表现】

消化性溃疡和腹泻。

【实验室检查】

1. 胃液分析　夜间胃液量超过 1L,或游离酸量超过 100mmol/L 有诊断意义。

2. 血清胃泌素测定　测定值高于200pg/ml 而低于 500pg/ml 有诊断意义。

【治疗】

手术切除胃泌素瘤是最佳治疗方法,治疗目标是通过手术彻底切除肿瘤,消除高胃泌素分泌、高胃酸分泌和消化性溃疡,保护患者免受恶性肿瘤的侵害。内科治疗的主要目的是减轻临床症状、抑制胃酸分泌和防止消化性溃疡。

三、其他胰腺内分泌肿瘤

1. 胰腺高血糖素瘤　为胰腺内分泌肿瘤中较少见的一种,发病年龄多为 40—60 岁。本病由于胰岛 α 细胞分泌过量的胰高血糖素入血,使得分解代谢作用增强而出现的一系列临床表现。患者可有坏死性游走性红斑,发生率 80% 以上,特异性,好发于下肢、会阴、腹股沟、臀部等皮肤皱褶、多摩擦部位,以及头、面、鼻、唇周围。其他临床表现有糖尿病、贫血、消瘦、舌炎等。实验室检查有血胰高血糖素水平升高,伴胰岛素、胃泌素、5-羟色胺等升高。氨基酸谱分析显示血氨基酸浓度普遍降低。

2. 胰血管活性肠肽瘤　又称 Vemer-Morrison 综合征。主要发生于胰腺,由胰岛 D1 细胞分泌大量舒血管肠肽引起。也有报道神经母节细胞瘤、嗜铬细胞瘤、肺及食管的鳞癌也能分泌胰血管活性肠肽。胰血管活性肠肽瘤约 80% 位于胰体尾,80% 为单发,恶性者占 50%～70%。水样腹泻是其特征性临床表现,大便最多可达 10L/d,急性期平均5L/d 左右。此外,还有皮肤潮红、胆囊结石、高钙血症等。实验室检查测定血浆胰血管活性肠肽明显高于正常。

3. 无功能胰岛细胞瘤及胰多肽瘤　15%～25% 胰腺内分泌肿瘤患者,无特异性临床表现,血清激素水平正常或轻微升高。肿瘤多位于胰头部,直径多在 5cm 以上。大体可分为实性、囊性、囊实性。切面呈灰白色或灰黄色,常见出血及囊性变。镜下形态与功能性胰岛细胞瘤相似,良恶性难以区别。恶性的判定标准是有无淋巴结或远处转移。临床症状缺乏特异性。主要是肿瘤压迫周围脏器引起的上腹部不适,腹部肿块是最常见体征。B超和CT是首选的检查方法。

4. 多发性内分泌肿瘤　在一个患者身上,同时或先后有两个以上的内分泌腺由于增生、腺瘤和腺癌而引起多种内分泌功能亢进,称为多发性内分泌腺病或多发性内分泌肿瘤。本病少见,多累及 3 个以上腺体。但临床上往往只发现 2 个内分泌腺体功能亢进而被诊断出来。累及的腺体因组合的不同分MEN-I 型和 MEN-II 型。本病以手术切除肿瘤为主要治疗。由于本病累及腺体较多,患者病变程度及临床症状出现先后不一,所以应根据具体情况选择手术方案。

第13章

周围血管疾病

第一节　周围血管损伤

周围血管损伤是外科急诊常见的一种损伤,重要的血管伤常常伴有大出血、休克及肢体缺血坏死,可能导致永久性功能障碍或肢体丢失,甚至死亡等严重后果。血管损伤的致伤因素有:①直接损伤:包括锐性损伤,如刀伤、刺伤、枪弹伤、手术及血管腔内操作等开放性损伤;钝性损伤,如挤压伤、挫伤、外来压迫(止血带、绷带、石膏固定等)、骨折断端与关节脱位等,大多为闭合性损伤。②间接损伤:如动脉强烈持续痉挛,过度伸展动作引起的血管撕裂伤,快速活动中突然减速造成的血管震荡伤。

【临床表现】

伤口大量出血、失血性休克,局部搏动性肿块,肢体明显肿胀,可有震颤和血管杂音,远端动脉搏动消失等临床征象。不同部位的周围动脉损伤,各有其特殊的症状体征。

【体格检查】

视诊:观察有无皮肤损伤、关节畸形。观察伤口有无出血,根据血液颜色及流出的速度判断动脉性或静脉性。有无皮下肿物,创伤后出现搏动性肿块,提示为假性动脉瘤。患处有无缺血性表现,如苍白、发绀、花斑样变、肿胀等。触诊:可有患肢皮温降低,有搏动性血肿,远端动脉搏动不能触及。听诊:如

并发血管瘤形成,可闻及收缩期杂音。

【辅助检查】

1. 超声检查　可直接、快速、无创地显示出血管连续性,有无血肿形成,远端血流是否通畅、流速如何。缺点是开放性损伤不适用。

2. 血管造影(digital subtraction angiography,DSA)　是诊断血管损伤的金标准,造影下的表现有:①对比剂的外溢,提示血管壁全层损伤、血管破裂;②血管远端闭塞,提示血栓形成或血肿压迫致管腔闭塞;③突出于血管壁外的假性动脉瘤;④动脉内膜撕裂,形成动脉夹层等。

3. CT血管成像(CT angiography,CTA)　CT血管成像指静脉注射含碘造影剂后,经计算机对图像进行处理后,可以三维显示血管系统,可以取代部分DSA检查,对血管损伤可提供重要的诊断依据。

【治疗】

包括急救止血和手术治疗两方面。

1. 急救止血:伤口加压包扎,止血带于创口近端压迫止血等。如开放性创口血管外露,可使用止血钳钳夹止血。

2. 手术治疗　手术清创及处理损伤血管。主干血管损伤在条件允许时,应积极

争取修复。对于非主干的动静脉损伤,如病情或条件不支持血管重建术,可结扎损伤血管。

第二节 动 脉 疾 病

一、血栓闭塞性脉管炎

血栓闭塞性脉管炎(thromboangitisobliterans,TAO)又称 Buerger 病,是血管的炎性、节段性和反复发作的慢性闭塞性疾病。常累及四肢中小动脉甚至静脉,以下肢多见,好发于男性青壮年。病因主要有吸烟(烟碱能使血管收缩)、寒冷与潮湿的生活环境、慢性损伤和感染及自身免疫功能紊乱,性激素和前列腺素失调。

【临床表现】

本病起病隐匿,进展缓慢。主要临床表现有:患肢怕冷,皮肤温度降低,苍白或发绀。患肢感觉异常及疼痛,即间歇性跛行或静息痛。严重缺血者,患肢末端出现缺血性溃疡或坏疽。患肢的远侧动脉搏动减弱或消失。复发性游走性浅静脉炎(表 13-1)。

【体格检查】

1. 视诊 有无肢体、趾的缺如,有无皮肤溃疡、感染。如存在浅静脉炎可表现为沿静脉走向发红呈条状或网状、色素沉着。如发生坏死,可表现为自趾尖逐步发展为整个趾头甚至足部的发黑,趾根部感染、流脓,伴有恶臭味。触诊:应用手背交叉感受患肢皮温,可发现患肢皮温明显降低甚至冰凉,自上而下分别仔细触诊每个动脉搏动,因病变不同程度狭窄、闭塞,可表现为搏动弱、消失。

2. 特殊查体 ①记录跛行距离及时间;②皮肤温度测定,温度差超过 2℃,提示动脉血流减少;③肢体抬高试验(Buerger 试验):患者平卧,患肢抬高 45°,3 分钟后,观察足部皮肤色泽变化,然后让患者坐起,下肢垂于床旁,观察肤色变化。若抬高后足趾和足底皮肤呈苍白或腊黄色,下垂后足部皮肤为潮红或出现斑块状紫绀时,称为阳性结果;④测量踝/肱指数(胫前或胫后动脉收缩压与肱动脉收缩压之比):正常值 >1.0,如在 0.5～1.0,提示缺血,如<0.5,提示严重缺血。

【影像学检查】

1. 超声 超声多普勒检查显示动脉形态、直径、流速等,可发现血管壁增厚,伴有管腔内血栓形成等表现。

表 13-1 下肢缺血的分期表现

Fontaine 分期		Rutherford 分期		
Ⅰ	无症状	0	0	无症状
Ⅱa	轻度间歇性跛行	Ⅰ	1	轻度间歇性跛行
Ⅱb	中、重度间歇性跛行	Ⅰ	2	中度间歇性跛行
		Ⅰ	3	重度间歇性跛行
Ⅲ	缺血性静息痛	Ⅱ	4	缺血性静息痛
Ⅳ	溃疡和坏疽	Ⅲ	5	足趾坏死
		Ⅳ	6	肢体坏死

2. 动脉造影（如 DSA、CTA、MRA 等）均可以明确患肢动脉阻塞的部位、程度、范围及侧支循环建立情况，常表现为中小动脉阶段性分布的狭窄、闭塞，其余动脉基本正常，动脉滋养血管显影，形如"细弹簧状"，沿闭塞动脉延伸，也是本病的特殊征象（图13-1）。

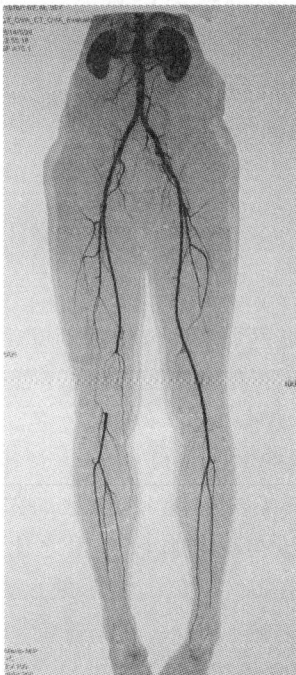

图 13-1　下肢动脉，CTA 提示：右侧股浅动脉下端闭塞

【诊断】

诊断要点：青壮年男性，有吸烟嗜好；患肢有不同程度的缺血性症状；有游走性浅静脉炎病史；患肢足背动脉或胫后动脉搏动减弱或消失；一般无高血压、高脂血症、糖尿病等易致动脉硬化的因素。

【治疗】

本病早期可行药物治疗。如非手术方法治疗无效者，可行腰交感神经切除术、大隐静脉移植转流术或动脉血栓内膜剥离术。近年来随着介入治疗的发展，本病已取得显著疗效，介入治疗即球囊扩张、支架植入术，通过

从血管腔内最大限度地开通闭塞段，能够最大程度地改善患肢血供，挽救肢体。对已形成指（趾）端坏疽者，要考虑截指（趾）术。

【典型病例】

患者，男，38岁。右下肢麻木、发凉，间歇性跛行3年，半年前出现右下肢持续性疼痛，夜间尤甚。吸烟20年。查体：双下肢未见明显肿胀，下肢肌肉萎缩，右下肢触诊皮温低，右侧足背动脉未触及。双下肢血管超声：右侧股浅动脉下端闭塞。诊断：血栓闭塞性脉管炎。行下肢动脉血管造影提示右侧股浅动脉下端闭塞。

治疗方案：嘱患者戒烟，患肢保暖，给予改善循环治疗，行右下肢股浅动脉球囊扩张、支架植入术。

二、动脉硬化性闭塞症

动脉硬化性闭塞症（arteriosclerosis obliterans，ASO）是一种全身性疾患，发生在大、中动脉，涉及腹主动脉及其远侧的主干动脉时，引起下肢慢性缺血的临床表现。多见于中老年男性，常伴有高脂血症、高血压、吸烟、糖尿病、肥胖等基础病，往往与其他部位的动脉硬化性疾病同时存在。根据病变范围可分为三型：主-髂动脉型，主-髂-股动脉型，以及累及主-髂动脉及其远侧动脉的多节段型，部分病例可伴有腹主动脉瘤。患肢发生缺血性改变，严重时可引起肢端坏死。

【临床表现】

早期症状为患肢冷感、苍白，进而出现间歇性跛行，病变局限在主髂动脉者，疼痛在臀、髋和股部，可伴有阳萎；累及股-腘动脉时，疼痛在小腿肌群，患肢皮温明显降低、色泽苍白或发绀。间歇性跛行距离越来越缩短，直至出现持续性静息痛，出现静息痛，肢体远端缺血性坏疽或溃疡。

病情严重程度，可按 Fontaine 法分为四期。Ⅰ期：患肢无明显临床症状，或仅有麻木、发凉自觉症状，检查发现患肢皮肤温度较

低,色泽较苍白,足背和(或)胫后动脉搏动减弱;ABI<0.9。但是,患肢已有局限性动脉狭窄病变。Ⅱ期:以活动后出现间歇性跛行为主要症状。根据最大间歇性跛行距离分为Ⅱa(>200m),Ⅱb(<200m)。患肢皮温降低、苍白更明显,可伴有皮肤干燥、脱屑、趾(指)甲变形、小腿肌萎缩。足背和(或)胫后动脉搏动消失。下肢动脉狭窄的程度与范围较Ⅰ期严重,肢体依靠侧支代偿而保持存活。Ⅲ期:以静息痛为主要症状。疼痛剧烈且为持续性,夜间更甚,迫使患者屈膝护足而坐,或辗转不安,或借助肢体下垂以求减轻疼痛。除Ⅱ期所有症状加重外,趾(指)腹色泽暗红,可伴有肢体远侧水肿。动脉已有广泛、严重的狭窄,侧支循环已不能代偿静息时的血供,组织濒临坏死。Ⅳ期:症状继续加重,患肢除静息痛外,出现趾(指)端发黑、坏疽或缺血性溃疡。如果继发感染,干性坏疽转为湿性坏疽,出现发热、烦躁等全身毒血症状。病变动脉完全闭塞,侧支循环所提供的血流,已不能维持组织存活。

【体格检查】

除无浅静脉炎表现外,其余查体同血栓闭塞性脉管炎。

【影像学检查】

1. 超声　快捷、经济,血管超声检查可见动脉管壁内弥漫性斑块形成,呈强回声。检查过程中可显示管壁厚度、狭窄程度、有无附壁血栓及测定流速。

2. X线　病变动脉段不规则钙化,远端可伴有骨质疏松。

3. 动脉造影　常表现为自主动脉而下各级动脉充盈缺损、不规则钙化斑块形成,呈"串珠样"改变(图 13-2),病程较长者可见侧支循环形成。

【诊断】

诊断要点:年龄>45 岁,伴有高脂血症、高血压、吸烟、糖尿病、肥胖等基础病,出现下肢冰凉、麻木、间歇性跛行、静息痛甚至溃疡

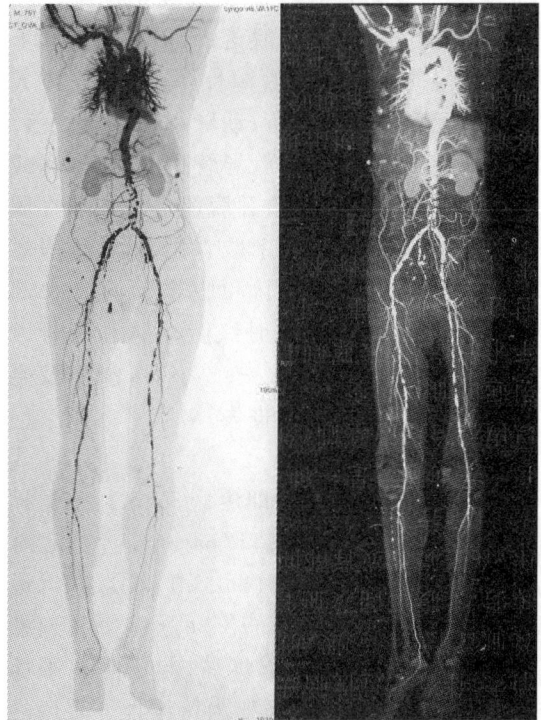

图 13-2　双下肢动脉,CTA 提示:腹主动脉及双下肢动脉多发硬化斑块形成致管腔狭窄、闭塞

形成等表现,应警惕本病。结合查体发现皮温降低、未及动脉搏动。

【治疗】

处理原则应该着重于防止病变进展,改善和增进下肢血液循环。治疗方法有手术治疗、介入治疗、中医中药治疗等。此外,本病患者应严禁吸烟、防止受冷、受潮和外伤。但不应使用热疗,以免组织需氧量增加而加重症状。疼痛严重者,可用止痛药及镇静药,慎用易成瘾的药物,如哌替啶等。患肢应进行锻炼,以利促使侧支循环建立。

三、急性动脉栓塞

动脉栓塞(arterial embolism)是指栓子(血栓、空气、脂肪、癌栓及其他异物)脱落堵塞动脉管腔形成的栓塞。特点是起病急、症状重、进展快、预后差,需积极处理。栓子的主要来源如下。①心源性:最常见,如风湿心

脏病、冠状动脉硬化性心脏病及细菌性心内膜炎时,心室壁的血栓脱落;人工心脏瓣膜上的血栓脱落等。②血管源性:如动脉瘤或人工血管腔内的血栓脱落;动脉粥样斑块脱落。③医源性:动脉穿刺插管导管折断成异物,或内膜撕裂继发血栓形成并脱落等。本病在周围动脉栓塞中,下肢较上肢多见,依次为股总动脉、髂总动脉、腘动脉和腹主动脉分叉部位;在上肢,依次为肱动脉、腋动脉和锁骨下动脉。当严重缺血后6～12小时,组织发生坏死,肌肉及神经功能丧失。

【临床表现】

典型的"5P"症状,即疼痛(pain)、感觉异常(paresthesia)、麻痹(paralysis)、无脉(pulselessness)和苍白(pallor)。①疼痛:最早出现的症状,由栓塞部位动脉痉挛和近端动脉内压突然升高引起疼痛,起于阻塞平面处,以后延及远侧,并演变为持续性。轻微的体位改变或被动活动均可致剧烈疼痛,故患肢常处于轻度屈曲的强迫体位。②皮肤色泽和温度改变:由于动脉供血障碍,皮下静脉丛血液排空,因而皮肤呈苍白色,如果皮下静脉丛的某些部位积聚少量血液,则有散在的小岛状紫斑。栓塞远侧肢体的皮肤温度降低并有冰冷感觉。用手指自趾(指)端向近侧顺序检查,常可触及骤然改变的变温带,其平面约比栓塞平面低一手宽,具有定位诊断意义(腹主动脉末端栓塞,约在双侧大腿和臀部;髂总动脉栓塞,约在大腿上部;股总动脉栓塞,约在大腿中部;腘动脉栓塞者,约在小腿中部)。③动脉搏动减弱或消失:由于栓塞及动脉痉挛,导致栓塞平面远侧的动脉搏动明显减弱,以至消失。④感觉和运动障碍:由于周围神经缺血,引起栓塞平面远侧肢体皮肤感觉异常、麻木甚至丧失。然后可以出现深感觉丧失,运动功能障碍及不同程度的足或腕下垂。⑤动脉栓塞的全身影响:栓塞动脉的管腔越大,全身反应也越重。伴有心脏病的患者,如果心脏功能不能代偿动脉栓塞后血流动力学的变化,则可出现血压下降、休克和左心衰竭,甚至造成死亡。栓塞发生后,受累肢体可发生组织缺血坏死,引起严重的代谢障碍,表现为高钾血症、肌红蛋白尿和代谢性酸中毒,最终导致肾衰竭。

【体格检查】

视诊:根据患肢缺血情况可表现为苍白、发绀、花斑样变等(图13-3),如部分组织、足趾坏死,可表现为肿胀、皮肤颜色发黑、按之颜色无变化,肿胀严重时可见皮肤水泡形成。触诊:以双手手背交叉对比感受双下肢皮温,发现患侧皮温较对侧明显降低甚至冰凉,可触及凹陷性肿胀,动脉搏动查体应从上游开始,分别触诊股、腘、胫前、胫后、足背等动脉搏动,病变以下动脉搏动不能触及,病变以上动脉搏动可增强。听诊:听诊器置放于动脉搏动休表投影处,不能闻及动脉搏动音,可行四肢血压测量,记录偏差。

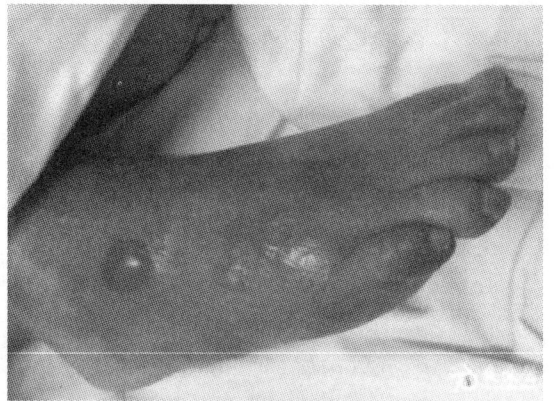

图13-3　急性动脉栓塞,表现为发绀、肿胀、局部水疱形成

【辅助检查】

1. 影像学检查　超声多普勒可探测肢体主干动脉搏动突然消失的部位,可对栓塞平面做出诊断,超声可显示栓塞部位以下动脉管腔内血栓形成,血栓起始部可随动脉搏动上下抖动。动脉造影是本病金标准检查,能了解栓塞部位,远侧动脉是否通畅,侧支循环形成状况,有否继发性血栓形成等情况,

DSA 术中可行插管溶栓治疗。

2. 实验室检查　白细胞可升高;肌红蛋白、肌酸激酶升高;毒素吸收入血后可引起肝肾功能异常,尤其是应警惕肝功能变化;离子紊乱,如高钾血症;代谢性酸中毒等。

【诊断】

凡有心脏病史伴有房颤或前述发病原因者,突然出现"5P"征象,血管超声或血管造影检查明确病变性质,即可做出临床诊断。

【治疗】

1. 非手术治疗　主要适用于早期,肢体功能障碍较轻,栓塞不完全的患者,或者作为手术的辅助治疗。包括:①使用肝素、华法林等药物抗凝治疗,防止血栓形成加重病情;②抗血小板药物及解除血管痉挛药物的使用;③积极处理原发病如房颤、心梗等;④对肝肾损害、高血钾、酸中毒等并发症的对症处理。

2. 手术治疗　包括手术取栓及动脉导管溶栓,是治疗急性动脉栓塞的主要手段。肢体缺血坏死的时间一般在 4～8 小时,因而手术时间越早越好。否则截肢率会随着动脉栓塞时间的延长而上升。

【典型病例】

患者,男,66 岁,房颤病史多年。4 小时前突然出现左下肢疼痛,行走困难。查体:左下肢皮肤苍白,皮温低,足背动脉搏动消失。下肢血管超声提示:左侧股浅动脉血栓。诊断:左下肢动脉栓塞。

治疗方案:患者发病 8 小时以内,是手术取栓的黄金时间,遂急诊行左下肢动脉取栓术。

四、多发性大动脉炎

多发性大动脉炎(Takayasuarteritis)又称"Takayasu 病""无脉症",是主动脉及其分支的慢性、多发性、非特异性炎症,造成动脉狭窄或闭塞,引起病变动脉供血组织的缺血性临床表现。本病好发于青少年女性。可能的病因有自身免疫反应、雌激素的水平过高及遗传因素。主要的病理改变为:动脉壁全层炎性反应,呈节段性分布。早期的病理改变为动脉外膜和动脉周围炎,最后导致动脉壁纤维化,管腔不规则狭窄及继发血栓形成,甚至完全闭塞。

【临床表现】

早期或活动期,常有低热、乏力、肌肉或关节疼痛、病变血管疼痛及结节红斑等症状,伴有免疫检测指标异常。当病程进入稳定期,病变动脉形成狭窄或阻塞时,即出现特殊的临床表现。根据动脉病变的部位不同,可分为 4 种类型。①头臂型:病变在主动脉弓,可累及一支或几支主动脉弓分支,主要临床表现为脑部缺血(黑矇、头昏、失语、抽搐等)、眼部缺血(视物模糊、偏盲等)、基底动脉缺血(眩晕、耳鸣、共济失调,昏睡、意识障碍等)、上肢缺血(患肢无力、麻木、动脉搏动减弱、患肢血压下降、窃血综合征等)。②胸、腹主动脉型:病变在左锁骨下动脉远端的降主动脉及腹主动脉,呈长段或局限性狭窄或闭塞,以躯干上半身和下半身动脉血压分离为主要特点。在上半身出现高血压,因而有头晕、头胀、头痛和心悸等症状;下半身则因缺血而呈低血压,下肢发凉、无力、间歇性跛行。累及内脏动脉时,出现相应脏器的缺血症状。当肾动脉受累时,以持续性高血压为主要临床症状。③混合型:兼有头臂型与胸腹主动脉型的动脉病变。④肺动脉型:部分患者可同时累及单侧或双侧肺动脉,重者可有活动后气促,阵发性干咳及咳血。

【体格检查】

视诊:症状较轻者常无明显异常,如经内科治疗长期服用激素者,可表现为向心性肥胖、"满月脸"、多毛等,如脑缺血严重者,患者常因脑供血不足而被动平卧位。触诊:大动脉炎常累及颈动脉、上肢动脉、下肢动脉、肾动脉等,肢体动脉搏动不能触及,血压较对侧降低甚至不能测出,健侧肢体血压升高。

【辅助检查】

影像学检查：超声多普勒可以检查动脉狭窄的部位和程度，以及流速，动脉管壁多数增厚，锁骨下动脉起始部位严重狭窄甚至闭塞时，椎动脉可出现血流方向倒置，称为"椎动脉窃血"。动脉造影可明确动脉病变的部位、范围、狭窄程度、侧支建立情况等。脑血流图可显示脑动脉灌注不足。眼底血管荧光造影可显示眼动、静脉充盈迟缓，动脉细，静脉纤曲扩张，交叉征阳性，周边视网膜毛细血管扩张，可见较多微血管瘤，视乳头晚期强荧光，静脉壁着染，提示：双眼缺血性眼底改变。

实验室检查：疾病活动期血常规常表现为 RBC 减少、WBC 升高，血沉不同程度增快，CRP 升高，自体免疫系列显示部分抗体阳性。

【诊断】

在年轻患者尤其是女性，曾有低热、乏力、关节酸痛病史，出现下列临床表现之一者即可做出临床诊断：①一侧或双侧上肢无力，肱动脉和桡动脉搏动减弱或消失，上肢血压明显降低或不能被测出，而下肢血压和动脉搏动正常。②一侧或双侧颈动脉搏动减弱或消失，伴有一过性脑缺血症状，颈动脉部位闻及血管杂音。③股动脉及其远侧的动脉搏动减弱，上腹部闻及血管杂音。④持续性高血压，在上腹部或背部闻及血管杂音。

【治疗】

大动脉炎是一种全身性疾病，本病治疗以内科治疗为基础，外科手段只治疗因该病引起的血管病变。一般在病变稳定后再采取手术治疗，手术原则是在脏器功能尚未丧失时进行动脉重建。手术方式有人工血管重建术、内膜血栓摘除术、支架置入术等。

【典型病例】

患者，女，20 岁。间断头晕 2 年，右上肢疼痛 1 个月，近期出现黑矇 2 次。查体：双侧颈部可闻及收缩期吹风样杂音，右侧桡动脉搏动无法触及，右上肢血压测不出，左上肢血

压正常，足背动脉搏动正常。血沉 90mm/h，CRP 3.6mg/dl。颈部血管超提示右侧颈总动脉管腔狭窄约 60%，左侧颈总动脉狭窄约 30%。血管 CTA 示右侧桡动脉管壁增厚，中下段管腔狭窄约 90%。诊断：多发性大动脉炎。

治疗方案：考虑患者目前炎性指标高，病情活动，建议给予激素、免疫抑制剂内科保守治疗控制病情，注意休息，合理饮食，避免感染，坚持用药，定期复查，必要时择期行颈总动脉支架置入术。

五、雷诺综合征

雷诺综合征（Raynaud's syndrome）小动脉阵发性痉挛，受累部位程序性出现苍白及发冷、青紫及疼痛、潮红后复原的典型症状。多见于女性。常于寒冷刺激或情绪波动时发病。病因和病理传统上将单纯由血管痉挛引起，无潜在疾病的称为"雷诺病"，病程往往稳定；血管痉挛伴随其他系统疾病的称为"雷诺现象"，病程较为严重，可以发生指（趾）端坏疽，两者统称为"雷诺综合征"。考虑与寒冷刺激、情绪波动、精神紧张、感染、疲劳等因素相关。

【临床表现】

本病多见于青年女性，好发于手指，常为对称性，偶可累及趾、面颊及外耳。典型症状是：顺序出现苍白、青紫和潮红。由于动脉强烈痉挛，以致毛细血管灌注暂时停止而出现苍白。而后，可因缺氧和代谢产物的积聚，使小静脉和毛细血管扩张，小动脉痉挛略为缓解，少量血液流入毛细血管，但仍处于缺氧状态而出现青紫。潮红则是反应性充血，即流入毛细血管的血量暂时性增多所致。在疾病的早期，多在寒冷季节发病，一次发作的延续时间为数分钟至几十分钟。随着病情进展，不仅发作频繁，症状持续时间延长，即使在气温较高的季节遇冷刺激也可发病，甚至在受到冷风吹拂或用冷水洗手时，就可引起症状

发作。

【体格检查】

本病发作时，往往伴有极不舒适的麻木，但很少有剧痛；间歇期，除手指皮温稍低外，无其他症状。指（趾）端溃疡少见，桡动脉（或足背动脉）搏动正常，根据发作时的典型症状即可作出诊断。可作"冷激发试验"：手浸泡于冰水中 20 秒后测定手指皮温，显示复温时间延长（正常约 15 分钟）。

【治疗】

患者应避免暴露于寒冷环境中，注意肢体保暖，严格禁烟。可应用钙离子拮抗剂、利血平、α 受体拮抗剂等。对药物无反应者可考虑交感神经切除术，但疗效不确切。

第三节　静脉疾病

静脉疾病比动脉疾病更为常见，好发于下肢。主要分为两类：下肢静脉逆流性疾病，如原发性下肢静脉曲张和原发性下肢深静脉瓣膜功能不全；下肢静脉回流障碍性疾病，如下肢深静脉血栓形成。

一、原发性下肢静脉曲张

原发性下肢静脉曲张是指仅涉及隐静脉、浅静脉及其交通静脉所致的静脉伸长、纤曲而呈曲张状态，下肢深静脉完全正常。本病多见于从事持久站立工作、体力活动强度高，或久坐少动者。静脉壁软弱、静脉瓣膜缺陷及浅静脉内压升高，是引起浅静脉曲张的主要原因。由于离心越远的静脉承受的静脉压越高，因此曲张静脉在小腿部远比大腿部，而且病情的远期进展比早期阶段迅速。病变的血管以大隐静脉为多见，单独的小隐静脉曲张较为少见。本病以左下肢多见，但双侧下肢可先后发病。

【临床表现】

主要表现为逐渐加重的下肢浅静脉扩张、纤曲、下肢沉重、乏力感。症状站立时更为突出，平卧后，可以减轻或消失。小腿皮肤可能因为局部营养不良而出现色素沉着，使皮肤变黑、变硬，严重时会出现慢性溃疡，久经不愈。也会引发曲张静脉血栓性静脉炎。因为曲张静脉在站立或行走过程中，承受着较高的压力，如果曲张静脉的部位受伤，甚至轻微外伤也可能造成曲张静脉破裂，导致出血。出血是严重的并发症，因为压力较高，加上病变的静脉管壁又没有弹性，破裂后导致的出血很难自行停止，必须紧急处理。

【体格检查】

视诊：可见下肢沿大隐静脉或小隐静脉走行的浅静脉及其分支静脉纤曲、扩张，"足靴区"色素沉着、脱屑、瘙痒抓痕，下肢肿胀，皮肤或皮下组织硬结、湿疹，严重者可有经久不愈的静脉性溃疡形成、可伴有感染。触诊：可触及纤曲增粗的浅静脉，当血管腔内陈旧性血栓形成后，可触及硬结节（图 13-4）。

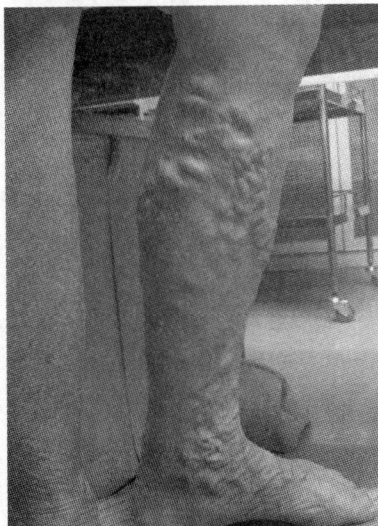

图 13-4　左侧大隐静脉曲张，可见左侧小腿浅静脉明显纤曲、扩张

特殊检查：①大隐静脉瓣膜功能试验（Trendelenburg 试验）：患者平卧，抬高患肢

使静脉排空,在大腿根部扎止血带,阻断大隐静脉,然后让患者站立,迅速释放止血带,如出现自上而下的静脉逆向充盈,提示瓣膜功能不全。应用同样原理,在腘窝部扎止血带,可以检测小隐静脉瓣膜的功能,如在未放开止血带前,止血带下方的静脉在30秒内已充盈,则表明有交通静脉瓣膜关闭不全。②深静脉通畅试验(Perthes试验):用止血带阻断大腿浅静脉主干,嘱患者用力踢腿或做下蹲活动连续10余次,迫使静脉血液向深静脉回流,使曲张静脉排空。如在活动后浅静脉曲张更为明显,张力增高,甚至有胀痛,则表明深静脉不通畅。③交通静脉瓣膜功能试验(Pratt试验):患者仰卧,抬高下肢,在大腿根部扎止血带,然后从足趾向上至腘窝缠绕第一根弹力绷带,再自止血带处向下,缠绕第二根弹力绷带。让患者站立, 一边向下解开第一根绷带,一边向下继续缠绕第二根绷带,如果在两根绷带之间的间隙内出现曲张静脉,则意味着该处有功能不全的交通静脉。

【影像学检查】

超声:血管超声检查可见静脉管壁较薄,管腔增粗,静脉瓣膜纤薄或显示困难,有的显示静脉瓣膜在血流中抖动,呈"旗飘征",Valsalva试验显示有反向血流存在。下肢静脉造影:不仅可以了解静脉曲张阻塞的部位、程度,而且可以判断侧支循环建立的情况。对于疑有深静脉血栓形成后遗症,原发性深静脉瓣膜功能不全的患者均应做下肢深、浅静脉血管超声甚至静脉造影检查,以明确深静脉的通畅程度及瓣膜的功能情况。

【诊断】

有长期从事久坐久站工作的人群,如发现下肢静脉纡曲,伴有活动后下肢酸困、无力、疼痛或肿胀者,提示本病可能,下肢血管超声及静脉造影检查均可明确诊断。

【治疗】

本病的治疗方法主要有:①药物治疗:多为中药,有缓解作用;②压迫静脉疗法:使用弹性袜,利用外在的压力来减少运动时产生的水肿,对于早期患者有明显疗效;③硬化剂治疗的方法:由于没有对血管彻底阻断,术后易复发;④传统手术:大隐静脉高位结扎剥脱术:此疗法是将整个曲张血管抽出剥离,是静脉曲张治疗最彻底的方法,但创伤较大;⑤其他疗法:如激光介入、血管烧灼等,疗效不确切。

【典型病例】

患者,男,50岁。右下肢肿胀10年,皮肤破溃1个月。患者10年前开始出现劳动后右下肢肿胀,曾于当地医院诊断右侧大隐静脉曲张,后未行规范治疗。1个月前右下肢"足靴区"出现皮炎及溃疡,经久不愈。查体:右下肢较对侧明显肿胀,膝关节以下皮肤色素沉着,可见浅静脉纡曲扩张,足背动脉搏动良好,Trendelenburg试验阳性,Perthes试验阴性。下肢血管超声:右侧大隐静脉曲张,深静脉未见明显异常。诊断:右侧大隐静脉曲张。

治疗方案:积极治疗溃疡,溃疡愈合后行右侧大隐静脉高位结扎剥脱术。

二、原发性下肢深静脉瓣膜功能不全

原发性下肢深静脉瓣膜功能不全是指深静脉瓣膜不能紧密关闭,引起血液逆流,但无先天性或继发性原因,有别于深静脉血栓形成后瓣膜功能不全及原发性下肢静脉曲张。病因和病理生理病因至今尚未明确,发病因素有:①瓣膜结构薄弱,在持久的逆向血流及血柱重力作用下,瓣膜游离缘松弛,因而不能紧密闭合,造成静脉血经瓣叶间的裂隙向远侧逆流;②由于持久的超负荷回心血量,导致静脉管腔扩大、瓣膜相对短小而关闭不全,故又称"相对性下肢深静脉瓣膜关闭不全";③深静脉瓣膜发育异常或缺如,失去正常关闭功能;④小腿肌关节泵软弱,泵血无力,引起静脉血液积聚,导致静脉高压和瓣膜关闭不全。股浅静脉第一对瓣膜直接承受近侧深静脉逆向血流冲击,常最先出现关闭不全,随着病程进展,将顺序影响远侧瓣膜的关闭功能。大隐静脉位置较浅而缺乏肌肉保护,所以当股浅静脉瓣膜破坏时,大隐静脉瓣膜多已失去功能,因而两者往往同时存在。股深静脉开口比较斜向外方,受血柱重力的影响较小,受累及可能较迟。

【临床表现及体格检查】

除浅静脉曲张外,根据临床表现的轻重程度还可分为①轻度:久站后下肢沉重不适,踝部轻度水肿。②中度:轻度皮肤色素沉着及皮下组织纤维化,单个小溃疡。下肢沉重感明显,踝部中度肿胀。③重度:短时间活动后即出现小腿胀痛或沉重感,水肿明显并累及小腿,伴有广泛色素沉着、湿疹或多个、复发性溃疡(已愈合或活动期)。下肢活动静脉压测定:常作为筛选检查。正常时,站立位活动后足背浅静脉压平均为 $10\sim30mmHg$,原发性下肢静脉曲张为 $25\sim40mmHg$,深静脉瓣膜关闭不全时,高达 $55\sim85mmHg$。

【影像学检查】

血管超声:检查时可见曲张的静脉表现为皮下多个小囊性区,管道内血液回声极低而呈现透声区,于近心端或远心端挤压时,可见这些小液区胀、缩性改变,使用 Valsalva

呼吸方式尚可探知,各瓣膜的血流动力学功能,在压迫突然放开时测量静脉直径,将有助于了解反流的严重程度,将超声和多普勒检查结合使用,会大大提高诊断的准确性。容积描记:通过记录下肢静脉容积减少和静脉再充盈时间(VRT)来反映静脉血容量的变化,如 VRT<20s,提示存在瓣膜功能不全。此项检查还可以帮助鉴别静脉血栓形成和瓣膜功能不全(如为阻塞性,曲线平坦,VRT 值明显缩短,而反流性疾病仅表现为 VRT 值缩短)(图 13-5)。

静脉造影:下肢静脉顺行造影显示深静脉全程通畅,明显扩张;瓣膜影模糊或消失,失去正常的"竹节状"形态而呈"直筒状";Valsalva 屏气试验时,可见含有造影剂的静脉血自瓣膜近心端向瓣膜远侧逆流。在下肢静脉逆行造影中,根据造影剂向远侧逆流的范围,分为如下五级:0 级,无造影剂向远侧泄漏;Ⅰ 级,造影剂逆流不超过大腿近端;Ⅱ 级,造影剂逆流不超过膝关节平面;Ⅲ 级,造影剂逆流超过膝关节平面;Ⅳ 级,造影剂向远侧逆流至小腿深静脉,甚至达踝部。0 级,提示瓣膜关闭功能正常;Ⅰ～Ⅱ级逆流,应结合临床表现加以判断;Ⅲ～Ⅳ级,表示瓣膜关闭功能明显损害。

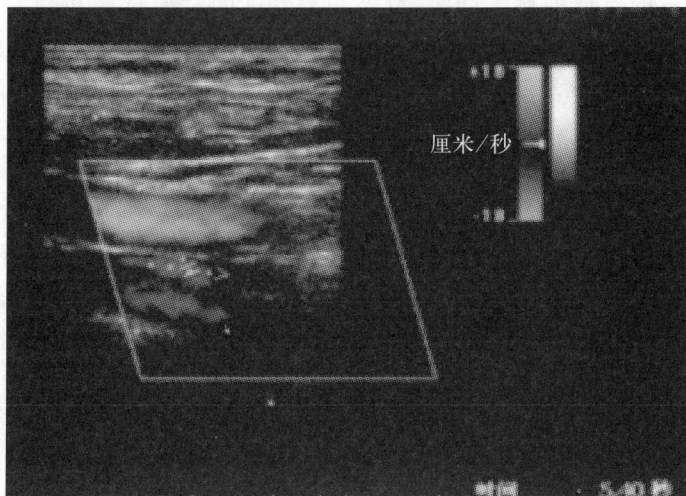

图 13-5　深静脉瓣膜功能不全,超声示屏气试验时左侧股浅静脉出现反向血流

【治疗】

患者应避免久站久坐,穿弹力袜,加压促进血液回流。病情较轻者可行中医中药治疗,中度以上倒流的原发性下肢深静脉瓣膜功能不全的治疗,可考虑手术治疗。现有的手术方法包括瓣膜修补术、静脉瓣膜代替术和带瓣静脉段移植术。

三、深静脉血栓形成

深静脉血栓形成是指血液在深静脉腔内不正常凝结,阻塞静脉腔,导致静脉回流障碍,如未予及时治疗,急性期可并发肺栓塞(致死性或非致死性),后期则因血栓形成后综合征,影响生活和工作能力。全身主干静脉均可发病,尤其多见于下肢。1946 年,Virchow 提出:静脉管壁损伤、血流缓慢和血液高凝状态是造成深静脉血栓形成的三大因素。典型的血栓包括:头部为白血栓,中部为混合血栓,尾部为红血栓。血栓形成后可向主干静脉的近端和远端滋长蔓延。其后,在纤维蛋白溶解酶的作用下,血栓可溶解消散,血栓脱落或裂解的碎片成为栓子,随血流进入肺动脉引起肺栓塞。但血栓形成后常激发静脉壁和静脉周围组织的炎症反应,使血栓与静脉壁粘连,并逐渐纤维机化,最终形成边缘毛糙管径粗细不一的再通静脉。同时,静脉瓣膜被破坏,以致造成继发性下肢深静脉瓣膜功能不全,即深静脉血栓形成后综合征。

【临床症状】

按照血栓形成的发病部位,主要临床表现分述如下。①上肢深静脉血栓形成局限于腋静脉,前臂和手部肿胀、胀痛。发生在腋-锁骨下静脉,整个上肢肿胀,患侧肩部、锁骨上和前胸壁浅静脉扩张。上肢下垂时,肿胀和胀痛加重,抬高后减轻。②上、下腔静脉血栓形成:上腔静脉血栓形成大多数起因于纵隔器官或肺的恶性肿瘤。除了有上肢静脉回流障碍的临床表现,还有面颈部肿胀,球结膜充血水肿,眼睑肿胀。颈部、前胸壁、肩部浅静脉扩张,往往呈广泛性并向对侧延伸,胸壁的扩张静脉血流方向向下。常伴有头晕、头部胀痛及其他神经系统症状和原发疾病的症状。下腔静脉血栓形成多系下肢深静脉血栓向上蔓延所致。其临床特征为双下肢深静脉回流障碍,躯干的浅静脉扩张。当血栓累及下腔静脉肝段,影响肝静脉回流时,则有"布-加综合征"的临床表现。③下肢深静脉血栓形成最为常见,主要临床表现是一侧肢体的突然肿胀。患下肢深静脉血栓形成的患者,局部感疼痛,行走时加剧。轻者仅局部感沉重,站立时症状加重。

下肢深静脉血栓形成根据发病部位及病程可做如下分型。

1. 根据急性期血栓形成的解剖部位分型 ①中央型,即髂-股静脉血栓形成。起病急骤,全下肢明显肿胀,患侧髂窝、股三角区有疼痛和压痛,浅静脉扩张,患肢皮温及体温均升高。左侧发病多于右侧。②周围型,包括股静脉或小腿深静脉血栓形成。局限于股静脉的血栓形成,主要特征为大腿肿痛,由于髂-股静脉通畅,故下肢肿胀往往并不严重。局限在小腿部的深静脉血栓形成,临床特点为:突然出现小腿剧痛,患足不能着地踏平,行走时症状加重;小腿肿胀且有深压痛,做踝关节过度背屈试验可致小腿剧痛(Homans征阳性)。③混合型,即全下肢深静脉血栓形成。主要临床表现为:全下肢明显肿胀、剧痛,股三角区、腘窝、小腿肌层都可有压痛,常伴有体温升高和脉率加速(股白肿)。如病程继续进展,肢体极度肿胀,对下肢动脉造成压迫及动脉痉挛,导致下肢动脉血供障碍,出现足背动脉和胫后动脉搏动消失,进而小腿和足背往往出现水疱,皮肤温度明显降低并呈青紫色(股青肿),如不及时处理,可发生静脉性坏疽。

2. 根据临床病程演变分型 下肢深静脉血栓形成后,随着病程的延长,从急性期逐渐进入慢性期。根据病程可以分成以下四型。①闭塞型：疾病早期，深静脉腔内阻塞，以下肢明显肿胀和胀痛为特点，伴有广泛的浅静脉扩张，一般无小腿营养障碍性改变。②部分再通型：病程中期深静脉部分再通。此时，肢体肿胀与胀痛减轻，但浅静脉扩张更明显，或呈曲张，可有小腿远端色素沉着出现。③再通型：病程后期，深静脉大部分或完全再通，下肢肿胀减轻但在活动后加重，明显的浅静脉曲张、小腿出现广泛色素沉着和慢性复发性溃疡。④再发型：在已再通的深静脉腔内，再次发生急性深静脉血栓形成。

【体格检查】

视诊：下肢深静脉血栓形成主要表现为下肢的肿胀，当下肢全程静脉堵塞时，患肢极度肿胀表现为"股白肿"，当压迫动脉导致缺血时表现为"股青肿"。触诊：可及下肢凹陷性水肿，以皮尺测量下肢大腿、小腿周长，患侧较对侧明显增大。

【影像学检查】

超声多普勒检查：采用超声多普勒检测仪，利用压力袖阻断肢体静脉，放开后记录静脉最大流出率，可以判断下肢主干静脉是否有阻塞。双功彩色超声多普勒可显示静脉腔内强回声、静脉不能被压缩，或无血流等血栓形成的征象（图 13-6）。

放射性核素检查：注射^{125}I 纤维蛋白原，能被新鲜血栓摄取，含量超过等量血液摄取量的 5 倍为阳性，能检出早期的血栓形成，可用于高危患者的筛选检查。

血管造影：下肢静脉顺行造影可表现为：①闭塞或中断：深静脉主干被血栓完全堵塞而不显影。②充盈缺损：主干静脉腔内持久的、长短不一的圆柱状或类圆柱状造影剂密度降低区域，边缘可有线状造影剂显示形成"轨道症"，是静脉血栓的直接征象，为急性深静脉血栓形成的诊断依据。③再通：静脉管腔呈不规则狭窄或细小多枝状，部分可显示扩张，甚至扩张扭曲状。上述征象见于血栓形成的中、后期。④侧支循环形成：邻近阻塞静脉的周围，有排列不规则的侧支静脉显影。大、小隐静脉是重要的侧支，呈明显扩张。

【实验室检查】

D-二聚体（D-dimer）检查，D-二聚体主要反映纤维蛋白溶解功能。增高或阳性见于继发性纤维蛋白溶解功能亢进，如高凝状态、弥散性血管内凝血、肾脏疾病、器官移植排斥反应、溶栓治疗等。只要机体血管内有活化的血栓形成及纤维溶解活动，D-二聚体就会升高，D-二聚体阴性一般可排除下肢深静脉血栓，D-二聚体阳性者，需要进一步做影像学检查。

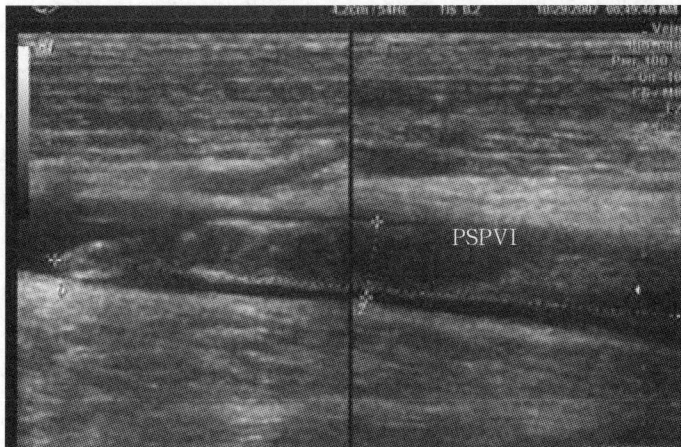

图 13-6　下肢深静脉血栓形成，超声显示血栓血管内阻塞

【诊断】

近期有外伤史、长期卧床史或既往曾患深静脉血栓者，发现下肢突然肿胀，应高度考虑本病，配合下肢血管超声检查可直接、快捷地做出诊断，如伴有胸闷、咯血、胸痛、呼吸困难者，应警惕肺动脉栓塞的可能，需行肺动脉造影（CTPA）检查以明确诊断。

【治疗】

患肢制动，严禁揉捏，防止血栓脱落。抗凝治疗是目前最主要的治疗方法，急性期使用肝素或低分子肝素，过渡到口服抗凝药物，如华法林。近年来，研制出许多新型口服抗凝药物，如利伐沙班等，使用方便，安全性高。溶栓治疗包括系统溶栓和导管接触性溶栓，使用的药物多是尿激酶等。如患者存在抗凝禁忌，或治疗中反复发生肺栓塞，可行下腔静脉滤器置入术。

【典型病例】

患者，女，30岁。剖宫产术后1周，左下肢肿胀1天。患者1周前行剖宫产手术，术后卧床时间较长，1天前出现左下肢肿胀。查体：左下肢较对侧明显肿胀，无浅表静脉曲张，无皮肤色泽改变，双侧足背动脉搏动良好。双下肢血管超声提示：左侧腘静脉局限性血栓形成，完全填充型。D-二聚体明显升高。诊断：左下肢深静脉血栓形成。

治疗方案：患肢制动，严禁揉捏，口服利伐沙班抗凝治疗。

第四节　动静脉瘘

动静脉瘘（arteriovenous fistula）是指动脉与静脉间出现不经过毛细血管网的异常短路通道，本病多见于四肢。按病因可分为两类：①先天性动静脉瘘，起因于血管发育异常；②后天性动静脉瘘，大多数由创伤引起，故又称损伤性动静脉瘘。先天性动静脉瘘常为多发性，瘘口细小，往往影响骨骼肌，受累肢体出现形态和营养障碍性改变，对全身血液循环的影响较小。损伤性动静脉瘘一般为单发且瘘口较大，高压的动脉血流通过瘘口直接进入静脉向心回流，因而造成：①静脉压升高，管壁增厚、管腔扩大、纤曲，静脉瓣膜关闭不全，导致周围静脉高压的临床表现。②瘘口近侧动脉因代偿性血流量增加而继发性扩大，瘘口远侧动脉则因血流量减少而变细，出现远端组织缺血的临床表现。③对全身血液循环产生明显影响：周围血管阻力降低，中心动脉压随之下降；动脉血流经瘘口分流及远端动脉缺血，促使心率加快，以维持有效的周围循环；回心血流增加，继发心脏扩大，最终导致心力衰竭。

一、先天性动静脉瘘

先天性动静脉瘘起因于血管发育异常，病理上可以分为三种类型：①干状动静脉瘘：在动、静脉主干间有一个或多个细小瘘口，伴有浅静脉扩张或曲张、震颤及杂音。②瘤样动静脉瘘：在动、静脉主干的分支间存在瘘口，伴有局部血管瘤样扩大的团块。③混合型动静脉瘘：兼有上述两种病理改变。

【临床症状及体格检查】

明显的临床表现有：①由于动、静脉血流量增加，刺激骨髓，致使患肢增长，软组织肥厚，伴有胀痛。因两侧下肢长短不一可以出现跛行、骨盆倾斜及脊柱侧曲。②患肢皮肤温度明显升高，多汗，可以伴有皮肤红色斑块状血管瘤。③由于静脉高压导致浅静脉曲张，色素沉着，湿疹，甚至形成静脉性溃疡，或因远端动脉缺血致组织坏死。在皮肤破损时可以引发严重出血。出生后或自幼即出现下肢软组织较肥厚，随年龄增长而逐渐加重，并有肢体粗大，增长，皮温升高，多汗等，即可做出临床诊断。

【辅助检查】

患肢 X 线片可见骨骼增长、增粗。动脉造影可显示：患肢动脉主干增粗，血流加快；动脉分支增多，紊乱且呈扭曲状；静脉早期显影。超声多普勒检查：较大的瘘口可经超声探及，较小瘘口不能看清，超声下显示瘘口附近静脉瘤样扩张，彩色血流显示静脉血流呈"五彩镶嵌"的彩色血流。血气分析：动静脉分别作血气分析，可见静脉血含氧量增加。

【治疗】

局限性的先天性动静脉瘘可以考虑手术治疗，效果良好。但是大多数先天性动静脉瘘由于动静脉之间的交通支众多细小，病变范围广泛，有时累及整个肢体，彻底治愈的可能性小，需要仔细研究病变的实际范围，根据患者个体情况选择合适手术范围。介入治疗比手术创伤小，目前已成为治疗先天性动静脉瘘的主要方法。

二、损伤性动静脉瘘

损伤性动静脉瘘大多由贯通伤引起，如刺伤、枪弹伤、金属碎片损伤等，毗邻的动静脉同时损伤并形成交通，称"直接瘘"。如动静脉的创口间存在血肿，在血肿机化后形成囊形或管状的动脉和静脉间的交通，称"间接瘘"。损伤的动、静脉可形成瘤样扩张。少数见于动脉瘤破入邻近静脉，或因血管壁细菌感染破溃导致动静脉瘘。

【临床表现】

急性期可有损伤局部出现搏动性肿块，慢性期由于静脉高压，患侧肢体可出现浅静脉扩张。瘘口远侧的肢体由于动脉血供减少，静脉血流淤滞，而出现营养性变化，如皮肤光滑菲薄、色素沉着、溃疡形成，甚至发生指、趾端坏疽。病变周围皮温升高，远侧皮温降低。距离心脏较近的较大瘘口，大量动脉血直接流入静脉，回心血量增加，可导致心力衰竭。

【体格检查】

视诊：瘘口附近皮肤常有外伤或手术后瘢痕，可见皮下搏动性肿物，下肢肿胀，营养性变化如皮肤光薄、色素沉着、溃疡形成等。触诊：下肢皮温明显升高，如发现肿物，可触及随心跳同步的搏动性。听诊：可闻及震颤和杂音。特殊检查：指压瘘口检查（Branham 征）：指压瘘口阻断分流后，出现血压升高和脉率变慢。

【辅助检查】

彩色超声多普勒检查：可以观察到动脉血经瘘口向静脉分流。动脉造影检查：较大口径的动静脉瘘，通常可以直接显示瘘口；与瘘口邻近的静脉明显扩大，几乎与动脉同时显影（图 13-7）；瘘口远侧动脉不能全程显示，较小口径的动静脉瘘，常不能直接显示瘘口，但具有邻近瘘口的动静脉几乎同时显影的特点。曾有血肿形成病史者，往往在瘘口的动脉和（或）静脉侧出现瘤样扩大。血气分析：抽静脉血时可见静脉血呈鲜红色，检测结果显示血氧含量增加。

【诊断】

创伤后局部出现振动、震颤、血管杂音，伴有浅静脉扩张，远端组织缺血或静脉淤血性改变，结合血管超声或动脉造影检查结果，可做出诊断。

【治疗】

损伤性动静脉瘘一旦形成，均需手术治疗，以免出现全身及局部循环障碍。治疗方法是切除瘘口，然后分别修补动、静脉破口，直接修补困难者，可行补片成形或结扎病变血管后人工血管架桥。近年来，介入技术的发展大大减少了手术创伤，并且疗效确切。

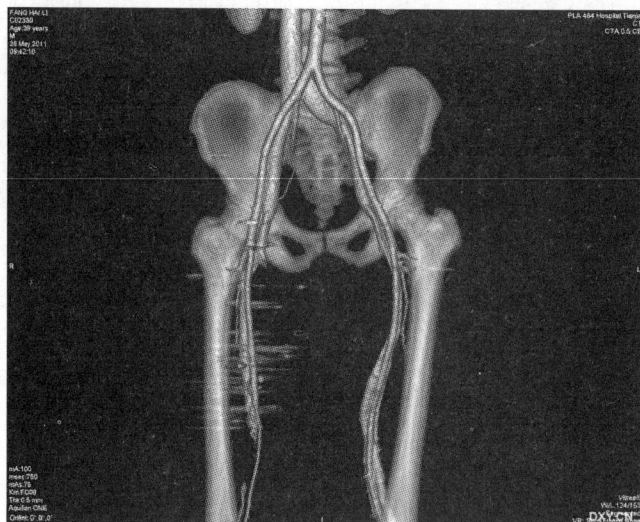

图 13-7　双下肢创伤性动静脉瘘,CTA 示:右侧股动脉-股静脉瘘及左小腿动静脉瘘

参 考 文 献

陈孝平,汪建平.2013.外科学.8版.北京:人民卫生出版社.
李开宗,易声禹.2001.外科学.北京:高等教育出版社.
邵志敏,沈镇宇,徐兵河.2013.乳腺肿瘤学.上海:复旦大学出版社.
易继林,胡元龙.2005.普通外科疾病诊疗指南.北京:科学出版社.